Conversations in Medical Spanish
Bridging Communities through Creative Dialogue

Conversaciones en español médico
Uniendo comunidades a través del diálogo creativo

Conversations in Medical Spanish

Bridging Communities
through Creative Dialogue

Conversaciones en español médico

Uniendo comunidades a
través del diálogo creativo

HELEN ANN ORTIZ

MICHELLE G. VÁZQUEZ

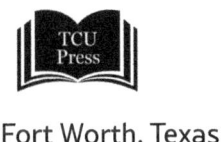

Fort Worth, Texas

Library of Congress Cataloging-in-Publication Data

Names: Ortiz, Helen Ann, 1957- author. | Vázquez, Michelle G., 1997-author.

Title: Conversations in medical Spanish : bridging communities through creative dialogue = Conversaciones en español médico : uniendo comunidades a través del diálogo creativo / Helen Ann Ortiz, Michelle G. Vázquez.

Other titles: Conversaciones en español médico : uniendo comunidades a través del diálogo creativo

Description: Fort Worth, Texas : TCU Press, [2025] | Includes bibliographical references and index. | Summary: "Conversations in Medical Spanish is a dialogue-based study of vocabulary and conversational skills in Medical Spanish. Students learn through interactive and engaging and realistic medical conversations on topics such as setting the stage for the clinical visit, presenting illness, chief complaint, physical therapy, and mental health. Sight translation, cultural readings, and improvisational role-play activities are incorporated into each chapter. The dialogues and activities incorporate a learner-centered approach through various modalities of language learning. This approach aspires to enhance professionalism and preparation of students and community members for effective discussion, research, and language practice"—Provided by publisher.

Identifiers: LCCN 2024048941 (print) | LCCN 2024048942 (ebook) | ISBN 9780875659060 (paperback) | ISBN 9780875659213 (ebook)

Subjects: LCSH: Spanish language—Medical Spanish—Conversation and phrase books—English. | Spanish language—Conversation and phrase books (for medical personnel)—English. | Spanish language—Textbooks for foreign speakers—English. | LCGFT: Phrase books. | Textbooks.

Classification: LCC PC4120.M3 O78 2025 (print) | LCC PC4120.M3 (ebook) | DDC 468.3/42102461—dc23/eng/20241231

LC record available at https://lccn.loc.gov/2024048941

LC ebook record available at https://lccn.loc.gov/2024048942

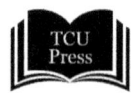

TCU Box 298300
Fort Worth, Texas 76129
www.tcupress.com

Design by Ashley Muehlbauer.

This book is dedicated to students, educators, health care professionals, and interpreters who help build strong communities through love for people and desire to communicate with their patients.

Annotated Table of Contents

Preface

Conversations in Medical Spanish provides a variety of medically oriented dialogues and activities for simulated patient/provider communication in Spanish. It can serve as a textbook or a workbook to accompany experiential learning or specialized language courses. Dialogues in each chapter were created by faculty and medical practitioners and provide a point of departure for conversation, practice, and shared research. We hope to facilitate clear communication and to help build strong community relationships between speakers of English and Spanish in medical settings. While most locations in which our students and faculty have worked have been rural farming areas and small towns, the communicative skills focus can be applied in rural or urban settings. Cultivating understanding and empathy among cultural and linguistic groups through language and cultural studies underscores the value and contribution of every individual.

Since our collaboration began, hundreds of students in undergraduate and graduate schools have completed courses in Medical Spanish. This has created a positive impact on our communities as more dual-role medical professionals and interpreters enter the workplace. We began working together as co-authors shortly after attending Medical Spanish interpreter training at the University of Arizona's National Center for Interpretation. Partnerships in medical Spanish interpreting and service learning are ongoing and include Campbell University Community Care Clinic, Schools of Osteopathic Medicine, Physician Assistant, and Physical Therapy, NC Farmworkers Project, NC Fields team—*Sembrando Salud*, and *Birth Beginnings Doula Volunteer Services*. We encourage student engagement through language practice, improvisation, and exploration of cultural and health-related topics.

We extend a hearty thanks to faculty in the Foreign Languages Department at Campbell, for providing support and valuable contributions to our development of courses in Spanish for workplace settings. Thanks to faculty members and healthcare professionals who helped us develop ideas for our work through their field work, creative collaboration, editing, and publishing. We hope that through this book we will encourage creativity, language practice, reflection, and engagement.

Sincerely,
Helen Ann Ortiz
Michelle G. Vázquez

Acknowledgements

Dialogue authors (Original dialogues in English for Spanish translation)

Dr. Deborah L. Constantine, Board Certified Clinical Specialist in Geriatric Physical Therapy, Clinical Assistant Professor, Department of Physical Therapy, Campbell University

Dr. Alessandra N. García Trepte, PT, PhD, Assistant Professor, Campbell University College of Pharmacy and Health Sciences, Physical Therapy

Dr. Amy N. Hinkelman, Assistant Professor of Microbiology and Immunology, Campbell University School of Osteopathic Medicine

Michelle G. Vázquez, MSPH, BA, Biology, 2020, Master of Science in Public Health, 2022, Campbell University

Dr. Nicole C. Rushing, PhD, Assistant Professor, Department of Psychology, Campbell University

Medical Spanish Online Course Development and Materials Editing

Dr. Amy N. Hinkelman, Assistant Professor of Microbiology and Immunology, Campbell University School of Osteopathic Medicine

Dr. Ann Ortiz, PhD, Associate professor of Spanish/Medical Spanish, NBCMI.

Michelle G. Vázquez, MSPH, BA, Biology, 2020, Master of Science in Public Health, 2022, Campbell University

Lt. Jonathan C. Molai, CGVFD, OMS-I, Lincoln Memorial University at DeBusk College of Osteopathic Medicine, BS in Biology Pre-Medical track, Campbell University

Dr. Tiago Jones, PhD, Associate Professor of Spanish, Campbell University

Medical Interpreter Training Institute— University of Arizona

Yvette Citizen, Certified Medical and Court Interpreter. The Confident Interpreter, Co-Owner University of Arizona, Northern Arizona State University

Jaime Fatas, Federal Court Certified Interpreter, Certified medical interpreter CCHI

Dr. Paul Gatto, Assistant director, National Center for Interpretation, University of Arizona, Tucson.

Dr. Carmen King de Ramírez, Associate Professor, Department of Spanish and Portuguese, University of Arizona, Tucson.

Irene (Rainy) Radillo-D., FCCI, CA Courts/Span, CELTA Certified, The Confident Interpreter, Co-Owner—Staff Interpreter, Superior Court Mendocino City—Utter Linguistics LLC, Owner, Ukiah, California, United States

Dr. Holly Silvestri, Senior Coordinator for Translation, Training and Curriculum for National Center for Interpretation, University of Arizona, Tucson.

Campbell University Medical School, Community Care and Mobile Clinics

Dr. Joseph D. Cacioppo, DO, Chair of Community and Global Health Associate Professor of Emergency Medicine, Campbell University, J.M. Wallace School of Osteopathic Medicine

Gerardo Pérez, MS, OMS-2, Mobile Clinic Executive Director of Campbell University Community Care Clinic, Vice President of CUSOM Preventive Medicine Club, Campbell University School of Osteopathic Medicine

Miguel A. Pineiro, MHS, PA-C, Assistant Professor

Campbell University Physician Assistant Program, College of Pharmacy & Health Sciences

Medical Spanish Community: Faculty, Staff, and Medical Interpreters—Campbell University

Dr. Joseph Cacioppo, Director of Community and Global Health, Campbell University.

Dr. Mary Carr Allen, Assistant Professor, CU Physician Assistant Program

Dr. Miguel Pineiro, Assistant Professor, CU Physician Assistant Program

Charles Vernon Creed, Biology and Pre-Med

Levi Chamberlain, Biology and Medical Spanish 2024

Delaney Christenson, CUSOM Mobile Clinic Interpreter Coordinator

Harold, Shaelyn, BA Spanish, Medical Spanish 2024

Claudia Lenhart, CUSOM Mobile Clinic Coordinator

Flor Macías-Chávez, BS in Biology Pre-PA Spanish Minor, 2020.

Aleksi Matías, BA in Biology, Spanish minor, 2021.

Crystal López-Álvarez, Biology and Medical Spanish

Michelle López-Morales, Biology and Medical Spanish, 2024.

Diana Guerrero Nieto, Biology Pre-Med and Medical Spanish, 2024.

Yolanda Palma Barrera, Biology and Medical Spanish

Aley Preston, Biology and Medical Spanish 2023

Eréndira Ramírez, BA in Spanish, 2019, Online Education Coordinator

Catalina Rodríguez, BA in Spanish 2023, Community, Legal, and Medical Spanish

Sebastian Rosado-Tran, Biology and Medical Spanish

Jennifer Sánchez Salazar, BS in Biology, 2020, Campbell University

Beatriz Tapia, BS in Biology with Pre-Dental and Spanish Minors, 2020.

Yesenia Terrell, Exercise Science major, Pre-Occupational Therapy

Birth Beginnings Doula Volunteer Services

Dr. Divya Manivannan, MBBS, Founder of Birth Beginnings Doula Volunteer Services (BBDVS)

Sucharitha Murugu, AdvCD/PCD, BS in Biology, Birth Beginnings Doula Volunteer Services (BBDVS) Coordinator.

Luke Flint, BS in Biology, Medical Outreach Volunteer, 2020.

NC Farmworkers Project

Quirina Vallejos, Executive Director
Janeth Tapia, Outreach Coordinator
Baldina Cerro, Outreach Leader
Leonardo Galván, Outreach Leader

NC Field, Inc. team—*Sembrando Salud*

Melissa Castillo, Operations Specialist—Health Equity and Access
Nichole Cortez, Field Coordinator
Yesenia Cuello, Executive Director
Kemberly Cuello Villalobos, Community Outreach Worker
Amy Elkins, Field Coordinator
Israel Felipe Juan, Community Health Worker
Vidal Lormendez, Community Outreach Worker
Hugo Quintero, Community Health Worker

Pedagogical Approach for Conversations in Medical Spanish

CMS is a dialogue-based study of vocabulary and conversational skills in Medical Spanish. Our approach to language instruction is based on informed eclecticism: we incorporate proven language acquisition ideas and principles, such as time-on-task and contextualization of linguistic input, into our teaching suggestions and a methodical, thematic layout. This is adaptable to each instructor's preference. Successful practices inform choices for implementation of materials and enable language professionals to select and adapt assignments. (Cushing-Leubner and Bigelow 2014). Students learn through interactive and engaging conversations on topics, such as: setting the stage for the medical visit, presenting illness, patient history, physical therapy, and mental health. Sight translation, cultural readings, and situational role-play activities are incorporated into each chapter. The dialogues and activities incorporate a learner-centered approach through various modalities of language learning. This approach aspires to enhance professionalism and preparation of students and community members for effective discussion, research, and practice.

The content and organization in *CMS* are adaptable to a variety of community settings such as individual or pair study, blended or hybrid courses or workshop sessions. Chapters and activities may be studied or implemented in any order, included or omitted, depending on the time allowed for the course of study and the needs of the learning community. The nuclei of each chapter are the dialogues created by practicing medical professionals in osteopathic medicine, public health, physician assistant programs, clinical psychology, and physical therapy. The vocabulary segments provide both familiar, intermediate, and slightly more advanced register terms for participants of all linguistic levels. Instructional activities incorporate practice in conversational skills from mid-level elementary to high intermediate and some advanced level dialogues. Cultural concepts and exploratory/research suggestions are mostly from internet sources in order to facilitate their accessibility to language learners, graduate students, or native Spanish speakers who want to improve their Spanish in medical settings.

Ideas for Implementation

Diálogo y Vocabulario

The dialogue and vocabulary sections work closely together. Whether studying with a group or working through self-study, it is helpful to review the vocabulary items for each new chapter, taking time to explain possibly unfamiliar terms. Definite articles are included for Spanish nouns so that they can be learned together.

To contextualize the vocabulary, students or participants often benefit from practicing the dialogues in pairs. If practice time and group size allow, you may rotate pairs presenting different parts of the dialogue to the entire group to incorporate more conversational and listening comprehension activities. Generally, one chapter per week may work well as a plan for a course or session that meets three hours a week and has assignments for outside study. The vocabulary and dialogues can be projected onto a screen, wall, or board, either through a computer screen or document camera. Textbooks can be used in seated groups with or without a document camera or projector.

Temas culturales

Each chapter has a brief reading on a cultural or linguistic topic, which may be used to initiate informal discussion, starting with what students may know already about the topic (pre-reading). The instructor may choose to have participants read the passage and discuss some of the main points before or during instruction.

Práctica

A. Discusión—These are general questions about the dialogue-based pair or group discussion. Nominate a spokesperson for each pair or group to present their responses.

B. Traducción—In groups or pairs, translate words, phrases, or sentences from the *Temas Culturales* for the chapter from the original English into Spanish and report back. It is helpful to project the *Tema Cultural* onto a whiteboard or screen and translate phrase by phrase, writing new words and adding more information such as synonyms where needed.

C. Entrevista—Work in pairs asking and answering the questions. If time allows, present some of the Q&A in a mock interview.

D. Improvisación—This is similar in implementation to the *entrevista* but the participants create their own dialogues in a situational role-play.

E. Exploración—Instruct participants a week or so in advance to search for an article and prepare a summary on a topic of interest. Have them post article links on the discussion forum and present statements (Spanish preferred for more advanced students) summarizing the main points. Assign each person or group a day to display and discuss their article. An additional section at the end of each chapter titled *Fuentes adicionales* (Additional Sources) provides ideas for further research either on the topic of the dialogue or that of the cultural themes.

Ideas and points for discussion may be found on popular and professional health-related dotcom websites such as savalnet, medicalspanish, cnnenespanol/seccion/salud, bbcmundo, intramed, pubmed, univision, and telemundo.

Depending on the group size, form pairs or groups of 2 to 5. Give each person a number in the group. Number 1's in each group search for and select articles in Spanish from internet sources and present short summaries of their articles on the topics of focus from internet sources during an assigned week. During the following weeks, the number 2's, 3's, etc. present summaries until everyone has presented a topic to the class. This activity can be adjusted proportionally to fit most any schedule.

Create a web-based class forum or discussion board for talking points. Participants can post their article weblinks for quick access during their summaries or presentations.

Chapter 1

Setting the Stage for the Clinical Visit / Preparando el escenario para la visita clínica—¡Mucho gusto en conocerle!

OBJECTIVES

Communication

Greetings and introductions
Gathering personal information
Setting the agenda

Culture and language

Formal or informal—¿Ud. o Tú?

Structures

Present tense
Cardinal numbers
Definite and indefinite articles
Interrogative words
Personal pronouns

DIÁLOGO 1 —Introducciones y recopilación de información / Introductions and information gathering—¡Mucho gusto en conocerle!

1

Por la mañana entra el médico residente. / The resident enters in the morning.

Médico residente: Buenos días, señora Alonso. ¿Cómo está usted?

Paciente: Muy bien, gracias, doctora Vega. ¿Y usted?

Médico residente: Estoy bien, gracias. ¿Cómo puedo ayudarle?

Paciente: Tengo una cita hoy.

Médico residente: Muy bien. Tome asiento, por favor.

2

Por la tarde, regresa el médico para preguntarle al paciente sobre la queja principal. / In the afternoon, the doctor returns to ask the patient regarding the chief complaint.

Médico residente: Buenas tardes, señor Robles.

Paciente: Buenas tardes, doctor.

Médico residente: ¿Cuál es la razón de su visita hoy?

Paciente: Tengo dolor de espalda.

Médico residente: Gracias. Ahora voy a introducirle a la residente Baker. Vamos a empezar.

Paciente: Excelente. Muchas gracias.

3

Información personal

El médico entra a la habitación donde el paciente está esperando. / The doctor enters the room where the patient is waiting.

Médica residente: Buenas tardes. Me llamo Ana Álvarez. Soy doctor residente y trabajo con el equipo de salud. ¿Es Ud. José Martínez?

Paciente: Sí, soy yo.

Médica residente: ¡Mucho gusto en conocerle!

Paciente: Igualmente.

Médica residente: ¿Cuál es su fecha de nacimiento?

Paciente: El cinco de junio

Médica residente: ¿De qué año?

Paciente: Mil novecientos sesenta y cinco.

Médica residente: ¿Conoce Ud. a la médica tratante, la doctora Pérez?

Paciente: Sí, la conozco.

Médica residente: Bueno. Ella le visitará esta tarde, pero ahora le voy a hacer algunas preguntas.

Paciente: Sí, por supuesto.

Médica residente: Bien. Entonces, vamos a empezar.

Fin del escenario / End of Scene

VOCABULARIO

Saludos

Hola   *Hello*
Buenos días.   *Good morning.*
Buenas tardes.   *Good afternoon.*
¿Cómo está Ud.?   *How are you?*
Bien/Muy bien.   *Well/Very well*
¿Cómo puedo ayudarle?   *How can I help you?*

Información

¿Cuál es su...?   *What is your...?*
¿Qué?   *What?*
¿Cómo?   *How?*
¿Cuándo?   *When?*
¿Por qué?   *Why?*
¿Dónde?   *Where?*
¿Quién?   *Whom?*
¿Cuántos/as?   *How many?*
¿Cómo se siente hoy?   *How do you feel today?*
¿Cómo se llama?   *What is your name?*
¿Cuál es la razón de su visita hoy?   *What is the reason for your visit today?*
¿Cómo puedo ayudarle?   *How can I help you?*
¿Cómo se siente?   *How are you feeling?*
¿De dónde es?   *Where are you from?*
¿Necesita ayuda?   *Do you need help?*
de   *of/from*
entonces   *hen*
dónde   *where*
en   *in, at*
hay   *there is, there are*

Pronombres personales

yo   *I*
tú   *you (informal)*
Ud.   *you (formal)*
Uds.   *you (pl. formal)*
vosotros   *you (plural, informal Sp.)*
él   *he*
ella   *she*
ellos/ellas   *they (masculine/feminine)*
nosotros/nosotras   *we*

Adjetivos posesivos

mi/s   *my (sing/pl)*
tu/s   *your (informal sing/pl)*
su/s   *his/her/your (formal & plural)/their*
nuestro(s)/nuestra(s)   *our (masc. sing/pl, fem. sing/pl)*

Artículos

el   *the (masc.)*
la   *the (fem.)*
los   *the (masc. or mixed)*
las   *the (fem.)*
un   *a (masc.)*
una   *a (fem.)*
algún/os   *any (masc. sing / masc. pl)*
alguna/s   *any (fem. sing / fem. pl)*

Verbos

ayudar   *to help*
conocer   *to know or express familiarity with*
estar   *to be (located at or to be in a physical, mental, or emotional condition)*
gustar   *to like or to be pleasing to (ex: me gusta)*
hablar   *to speak*

ir a + infinitive   *to go to (ex: voy a ayudar / I am going to help)*
necesitar   *to need*
poder   *to be able to*
saludar   *to greet*
sentir   *to feel*
ser   *to be (in expressing profession, identity, general
    personality, or physical traits)*
tener   *to have*
trabajar   *to work*
visitar   *to visit*

Sustantivos

la cita   *the appointment*
la dirección   *the address*
la fecha de nacimiento   *the birthdate*
el/la intérprete   *the interpreter*
el nombre   *the name*
el número de teléfono   *the phone number*
el/la paciente   *the patient*

Frases útiles

antes de + infinitive   *before (prepositional)*
después de + infinitive   *after (prepositional)*
en primer lugar   *in the first place/first of all*
Lo siento.   *I'm sorry.*
por supuesto   *of course*
Tome asiento.   *have (take) a seat.*
Vamos a empezar.   *Let's begin.*

TEMAS CULTURALES

Formal or Informal Language Usage? ¿Ud. or tú? /Vos, Vosotros/ Regional variations

In Spanish, there are formal and informal ways of addressing others. This dates back to 16th century Spain. To address a person, one may use the formal second person pronoun, *usted* (abbreviation *Ud.)* or the informal subject pronoun, *tú*. Generally, in Latin American Spanish the second person plural form is Uds., (pronounced oo-STED-es), as opposed to *vosotros*, indicating you as a group of people for both formal and informal speech. In Spain, the informal (familiar) second-person plural form, *vosotros*, is used to address more than one person informally (you plural, familiar). *Vos* is also used for second person informal subject pronoun in place of *tú* in various regions of Latin America, including Argentina, Paraguay, Uruguay, eastern Bolivia, El Salvador, Costa Rica, Guatemala, Honduras, Nicaragua, and areas of southern Chiapas, and Oaxaca, Mexico.

When speaking to an adult, elder, client, or patient, in keeping with protocols of professionality, it is proper to use the formal pronoun, Ud., to address the person respectfully. When speaking to a child it is common to use the subject pronoun, *tú*. Using tú, or *"tuteando"* (from *tutear*), is acceptable and broadly used in some Latin American countries such as Mexico when speaking with someone whom you consider your friend or with people whom you address by their first name. One may switch from the subject pronoun, *Ud.* to *tú* to address someone with whom they have become more familiar and outside of medical or other professional settings. Children and adolescents most often use tú when speaking with each other. The practice of using *tú* varies among different countries. Knowing how and when to use formal and informal language also applies to commands and requests.

PRÁCTICA

A. Discusión en español sobre el diálogo

  1. How does the resident healthcare provider initiate conversation with the patient?
  2. What type of information is requested specifically?
  3. What is the chief complaint and how does that relate to the occupation of the patient?

B. Traducción del tema cultural

Choose a sentence or passage from the *Temas Culturales* to translate from English to Spanish. Note and discuss any vocabulary words or phrases that need review and discuss them with your group or class.

C. Entrevista

In pairs, ask and answer the following questions. Then present.

  1. ¿Cuál es su nombre y apellido?
  2. ¿Cuál es su fecha de nacimiento?
  3. ¿Cuál es la razón de su visita?
  4. ¿Conoce Ud. a la doctora Pérez?
  5. ¿En qué puedo ayudarle?
  6. ¿Necesita Ud. un intérprete?
  7. ¿Necesita Ud. ayuda con el formulario de información médica?
  8. ¿Tiene una cita hoy?
  9. ¿Cómo se siente hoy?
  10. ¿Tiene alguna pregunta para el doctor?

D. Improvisación

Role-play the following scenarios in Spanish:

You need to find out some basic patient information during an initial visit.

  1. Student A: Greet the patient, introduce yourself, and ask for their name and surname, date of birth, height, and approximate weight.

Student B: Answer and introduce yourself. Provide student A with the requested information.

2. Student A: You are a nurse in a hospital. Greet and ask the patient if they would like for us to provide an interpreter for this appointment.

Student B: Answer the greeting and introduce yourself. Tell the nurse that you would like to have an interpreter for this appointment.

E. Exploración

Focus: Formal and informal modes of expression in Latin America, Spain, and the Caribbean

1. Preparación: Locate an article or short video on a topic of interest about formal and informal modes of expression in Latin America, Spain, and the Caribbean. Prepare a summary and presentation of your findings. Investigate your topic from the perspective of a medical discipline of interest to you.

2. Investigación: On a web-based forum or discussion board for talking points, post your article weblink on the online forum for quick access during your presentation or summary.

3. Implementación: Present a few statements to summarize the article at a designated time during a seated or online meeting.

4. Resumen y conclusión: Conduct a brief class or group discussion of the topic based on a leading question.

FUENTES ADICIONALES

Gutierrez Rubio, Enrique. "Spanish Phraseology in Formal and Informal Spontaneous Oral Language Production." *De Gruyter*, De Gruyter, 1 Dec. 2020, https://www.degruyter.com/document/doi/10.1515/phras-2020-0006/html.

Hayward, Mose. "TÚ Vs. Usted: Navigating the Vexing Distinctions of Formality in Spanish." *FluentU Spanish*, 27 Jan. 2021, https://www.fluentu.com/blog/spanish/tu-and-usted/. Marrón, Gabriela A. "Cuándo tutear al emperador? Pronombres Tu (T)/Vos (V) en Las Cartas de Quinto Aurelio Símaco. Revista Española de Linguística; 2011 Jan-June: 41(1):59-72.

Thomev, Nick. "8 Differences between Castilian and Latin American Spanish You'll Wanna Know." *FluentU Spanish*, 29 Jan. 2021, https://www.fluentu.com/ https://www.fluentu.com/blog/spanish/differences-between-castilian-and -latin-american-spanish/.

Chapter 2

History of Presenting Illness/ Historial de presentación de la enfermedad—¡No has tenido hambre por semanas!

OBJECTIVES

Communication

Presentation of Symptoms (onset, duration, nature, and frequency)
Giving patient instructions during exam
Recognizing family input
Introducing clinical testing

Culture

Demographics: Hispanics in the United States

Structures

Present tense indicative
Present perfect tense
Preterite tense
Subjunctive mood
Formal commands (imperative mood)

DIÁLOGO 2—History of Presenting Illness/ Historial de la enfermedad actual—¡No has tenido hambre por semanas!

1

La médica entra a la habitación del paciente donde esperan dos personas. / The doctor enters into the patient's room where two people are waiting.

Médica: Buenos días. ¿Es usted el señor Gómez?

Paciente: Sí, soy yo.

Médica: ¿Podría verificar su fecha de nacimiento?

Paciente: El diez de enero de mil novecientos ochenta.

Médica: Bueno. Hola, soy la doctora Medina. Mucho gusto.

Paciente: Mucho gusto.

Médica: ¿Quién le acompaña hoy?

Paciente: Mi esposa, Esperanza Gómez. Quiero que se quede aquí conmigo por favor.

Médica: Bueno. Mucho gusto, señora.

Esposa: Igualmente, doctora.

Médica: ¿Cuál es la razón de su visita, hoy?

Paciente: Estoy aquí porque mi esposa insistió. Ella está preocupada por una tos persistente que tengo.

Esposa: Y rebajó mucho de peso el mes pasado. Ha bajado de peso mucho en estos días a pesar de que esté comiendo sus comidas favoritas.

Paciente: No tengo hambre. *(Se encoge de hombros)*

Esposa: ¡Tú no has tenido hambre por semanas! Él no come, doctora. Y a veces se despierta por la noche cubierto de sudor.

Paciente: Estoy bien. No es tan malo.

Esposa: No, él no está bien. Estoy muy preocupada.

2

La esposa se ve aún más preocupada. / The wife looks even more worried.

Médica: ¿Tiene dolor de pecho?

Paciente: Sí, sobre todo cuando toso, pero a veces cuando estoy trabajando duro o esforzándome.

Médica: ¿En qué consiste su trabajo?

Paciente: Trabajo en la siembra, la pisca y la cosecha de verduras.

Médica: ¿Cómo es el dolor?

Paciente: Hmm... ¿Ardiente? Me duele cuando respiro algunas veces.

Médica: ¿Tiene dificultad para respirar?

Paciente: Sólo cuando estoy esforzándome.

Médica: ¿Tiene algún otro dolor?

Paciente: No, doctora.

Médica: ¿Tiene algún otro síntoma?

Paciente: No, no creo. *(Mira a la esposa. La mujer sacude la cabeza y señala que no.)*

Médica: ¿Hay una hora del día cuando la tos suele ser peor?

Paciente: En realidad, tiende a ser peor por la mañana.

Médica: ¿Ha estado cansado últimamente?

Paciente: *(se ríe)* Siempre estoy cansado, doctora. Trabajo muy duro y tenemos cuatro hijos y su mamá *(apunta a su esposa)* vive con nosotros porque está discapacitada.

Médica: Esto suena agotador. ¿Ha notado algún cambio en su nivel de energía en comparación con hace un año?

Paciente: Supongo que podía hacer más sin cansarme hace un año, pero estoy envejeciendo.

3

La médica se prepara para examinar al paciente. Saca su estetoscopio. / The doctor prepares to examine the patient. She takes out her stethoscope.

Médica: Bueno. Me gustaría escuchar sus pulmones. Voy a poner mi estetoscopio en varios lugares en su espalda y quiero que respire profundamente. ¿Está bien?

Paciente: Si, por supuesto.

Médica: Bien. *(Coloca el estetoscopio sobre el pecho del paciente.)*

Respire y exhale lentamente, por favor. (*El paciente respira y exhala profundamente.*)

Una vez más, por favor. (*El paciente respira y exhala profundamente.*)

Y una vez más. (*El paciente respira y exhala profundamente.*) Bien, gracias.

Fin del escenario / End of Scene

VOCABULARIO

Verbos

acompañar   *to accompany*
colocar   *to place or put*
consistir en   *o consist of*
creer   to *believe*
despertar   *to wake up*
determinar   *to determine*
doler   *to feel pain*
durar   *to last for (an amount of time)*
encogerse los hombros   *to shrug one's shoulders*
esforzar   *to exert or force*
esperar   *to wait or hope*
exhalar   *to exhale*
generar   *to generate*
gustar   *to like or to be pleasing to (ex: me gusta)*
hacer   *to do or make*
indicar   *to indicate*
mejorar   *to improve*
mirar   *to see or look at*
oir   *to hear*
parecer   *to seem or to look like*
quedarse   *to remain or stay*
querer   *to want or desire*
rebajar/bajar de peso   *to lose weight*
regresar   *to return*
respirar   *to breathe*
soler   *to find oneself/itself, to usually do*
tender a ser   *to tend to be*
toser   *to cough*
ver   *to see*
verificar   *to verify*
vivir   *to live*

Sustantivos

el chequeo   *the checkup*
la cosecha   *the harvest*
la pisca   *the picking*
la siembra   *the sowing*

Adjetivos

agotado   *exhausted*
así, así   *so so*
bien   *well or good*
cansado/a   *tired*
mal   *poorly or bad*
más o menos   *more or less*
mejor   *better*
mucho mejor   *much better*
muy bien   *very well*
muy mal   *very poorly*
peor   *worse*
regular   *okay/regular (as related to feeling)*

Conjunciones

aunque   *although*
de   *of/from*
o   *or*
pero   *but*
porque   *because*
sino   *but rather*
y   *and*

Frases útiles

¿Quién le acompaña hoy?   *Who is accompanying you today?*
Soy su esposo/esposa.   *I am their husband/wife.*
Soy su amigo/amiga.   *I am their friend (male/female).*

Es mi esposa.   *She is my wife.*
Es mi amigo.   *He is my friend.*
Es mi compañero de cuarto.   *He is my roommate.*
Soy su compañero/a de cuarto.   *I am their roommate.*
Soy la doctora Smith.   *I am Doctor Smith.*
Soy doctora.   *I am a doctor.*
¿Cuál es su fecha de nacimiento?   *What is your date of birth?*
Tengo una cita hoy.   *I have an appointment today.*
Tengo treinta y dos años.   *I am thirty-two years old.*
Tiene cinco años.   *They are five years old.*
¿Dónde vive (usted)?   *Where do you (formal) live?*
¿Con quién vive (usted)?   *With whom do you (formal) live?*
¿Alguien vive con usted?   *Does anyone live with you (formal)?*
¿De dónde es?   *Where are you (formal) from?*
Soy de Honduras.   *I am from Honduras.*

Traumas, infecciones, y accidentes cerebrales

el ataque cerebral   *the stroke (nonspecific)*
el esguince/la torcedura   *the sprain*
el traumatismo cerebral   *the traumatic brain injury*
la cervicitis   *the cervicitis*
la conmoción cerebral   *the concussion*
la convulsión   *the seizure/convulsion*
la cortadura/la laceración   *the cut/the laceration*
la fractura   *the fracture*
la infección vaginal por hongos levaduriformes   *the vaginal yeast infection*
la otitis   *the otitis*
la otitis media   *the otitis media*
la otitis externa   *the otitis externa*
la sinusitis   *the sinusitis*
la vaginitis   *the vaginitis*
las enfermedades de transmisión sexual   *the sexually transmitted diseases*

Enfermedades crónicas

la arritmia   *the arrhythmia*

el colesterol alto   *the high cholesterol*

la enfermedad de las arterias coronarias   *the coronary artery disease*

la presión alta/la tensión alta/La hipertensión   *the high blood pressure*

la insuficiencia cardíaca congestiva   *the congestive heart failure*

¿Cuál es su presión normalmente?   *What is your blood pressure normally?*

¿Ha habido algún cambio reciente en sus medicamentos para la presión
   sanguínea?   *Have there been any changes in your blood pressure
   medications recently?*

el bocio   *the goiter*

el hipertiroidismo   *the hyperthyroidism*

el hipotiroidismo   *the hypothyroidism*

la diabetes   *the diabetes*

el azúcar   *the sugar (term sometimes used instead of "diabetes")*

la diabetes tipo uno   *the type one diabetes*

la diabetes dependiente de insulina   *the insulin-dependent diabetes*

la diabetes tipo dos   *the type two diabetes*

la diabetes no dependiente de insulina   *the non-insulin-dependent diabetes*

¿Cuán/qué tan bien está controlada su diabetes?   *How well is your diabetes
   controlled?*

¿Cuán/qué tan bien está controlada su nivel de azúcar?   *How well is your
   sugar level controlled?*

¿Qué nivel de azúcar tiene por la mañana?   *What blood sugar level do you
   have in the morning?*

…por la noche?   *…at night?*

…antes de comer?   *…before meals?*

la diarrea crónica   *the chronic diarrhea*

el reflujo   *the reflux*

los dolores de cabeza crónicos   *the chronic headaches*

las migrañas   *the migraines*

la epilepsia   *the epilepsy*

el trastorno de convulsiones   *the seizure disorder*

Historia de la enfermedad actual

¿Cuándo empezó?   *When did it start?*

¿Por cuánto tiempo dura/duró?   *For how long does/did it last?*

¿Cuántas veces?   *How many times?*

¿Cuántas veces le ha ocurrido?   *How many times has it occurred?*

¿Cuántas veces ha vomitado?   *How many times have you vomited?*

¿Cuándo empezó la diarrea?   *When did the diarrhea begin?*

¿Cuánto tiempo hace que empezó?   *How long ago did it begin?*

¿Qué estaba haciendo cuando le empezó?   *What were you doing when it began?*

¿Ha tenido complicaciones?   *Have you had complications?*

¿Qué tan severa es la [enfermedad] ahora?   *How severe is your [disease] now?*

¿Cuándo fue su último ataque al/brote de…?   *When was your last attack/ flare-up of…?*

¿Cuándo fue la última instancia de…?   *When was your last instance of…?*

¿Cuándo se tomó la última dosis?   *When did you take the last dose?*

¿Cuáles fueron los resultados?   *What were the results?*

¿Ha tenido efectos secundarios o complicaciones?   *Have you had side effects or complications?*

TEMAS CULTURALES

Demographic Information—Hispanics in the United States

The Hispanic population in the United States has increased significantly since 2010. The current number of Hispanics for 2020, according to statistica.com, was estimated to be around 62.3 million. In a study in 2020 by the Pew Research Center, the median age of US Hispanics is 30, with the lowest median ages occurring in North Carolina (25 years), Georgia 27 years, Pennsylvania 28, and Arizona 28. States with among the largest populations of Hispanics have the highest median ages, Florida 36, New York 33 New Mexico 33, and New Jersey, 32, have the highest median ages. California and Texas, some of the several states that have Hispanic people living there since the 16th century, have median ages of 30 and 29. This indicates that there will be a new workforce during the next few decades with a higher number Hispanics in the workforce.

The Southern states saw the most rapid growth in the Hispanic population, showing an increase of 26% from 2010 to 2019. This was followed by the Northeast, 18%, the Midwest, 18%, and the west, 14%. Nearly half, 48%, all of Hispanic population growth since 2010 has occurred in the southern US. 12 states had Hispanic populations of more than 1 million in 2019, up from eight states in 2010. The four states that have surpassed the 1 million mark since 2010 are Georgia, New Mexico, North Carolina, and Pennsylvania.

PRÁCTICA

A. Discusión en español sobre el diálogo

1. How does the doctor acknowledge family members?
2. What formal commands or requests does the doctor give while checking the patient's breathing?
3. What does the spouse convey to the physician?

B. Traducción del tema cultural

Choose a sentence or passage from the *Temas Culturales* to translate from English to Spanish. Note and discuss any vocabulary words or phrases that need review and discuss them with your group or class.

C. Entrevista

In pairs ask and answer the following questions. Then present.

1. ¿Ud. ha bajado o subido de peso últimamente?
2. ¿Tiene un médico de cabecera/atención primaria?
3. ¿Cuándo fue su última visita con su médico?
4. ¿Cuál es la razón de su visita hoy?
5. ¿Tose con frecuencia?
6. ¿Tose alguna sustancia?
7. ¿Tiene dolor de garganta?
8. ¿Cómo es el dolor?
9. ¿Tiene algún otro síntoma?
10. ¿En qué trabaja Ud.?

D. Improvisación

Role-play the following scenarios in Spanish:

1. Student A: You are a patient visiting your physician for symptoms of respiratory illness. Describe your symptoms.
   Student B: Explain to the patient what types of preliminary procedures you will do to determine whether or not there is an infection.
2. Student A: You have lost your appetite, and you describe to the doctor

what has changed in your eating habits over the past week.

Student B: You are the patient's spouse, and you describe other abnormal symptoms that the patient is experiencing.

E. Exploración

Focus: Demographic Information—Hispanics in the United States

1. Preparación: Locate an article or short video on a topic relating to demographic information about Hispanics in the US, special issues, or common trends in the US, Latin America, or the Caribbean and prepare a summary and presentation. Investigate your topic from the perspective of a medical discipline of interest to you.

2. Investigación: On a web-based forum or discussion board for talking points, post your article weblink on the online forum for quick access during your presentation or summary.

3. Implementación: Present a few statements to summarize the article at a designated time during a seated or online meeting.

4. Resumen y conclusión: Conduct a brief class or group discussion of the topic based on a leading question.

FUENTES ADICIONALES

Fry, Richard. "First-Generation College Graduates Lag behind Their
     Peers on Key Economic Outcomes." *Pew Research Center's Social &*
     Demographic Trends Project, Pew Research Center, 28 May 2021, https:
     //www.pewresearch.org/social-trends/2021/05/18/first-generation-college
     -graduates-lag-behind-their-peers-on-key-economic-outcomes/.
Igielnik, Ruth. "A Rising Share of Working Parents in the U.S. Say It's Been
     Difficult to Handle Child Care during the Pandemic." *Pew Research*
     Center, Pew Research Center, 11 Oct. 2021, https://www.pewresearch.org
     /fact-tank/2021/01/26/a-rising-share-of-working-parents-in-the-u-s
     -say-its-been-difficult-to-handle-child-care-during-the-pandemic/.
Krogstad, Jens Manuel. "Hispanics Have Accounted for More than Half
     of Total U.S. Population Growth since 2010." *Pew Research Center*, Pew
     Research Center, 14 Aug. 2020, https://www.pewresearch.org/fact
     -tank/2020/07/10/hispanics-have-accounted-for-more-than-half-of
     -total-u-s-population-growth-since-2010/.

Chapter 3

Past Medical History / Historial médico previo—¿A qué alimentos es alérgica?

OBJECTIVES

Communication

Obtaining medical history including:
Allergies, infections, and medications
Prescribing medications

Culture

Aspects of Acculturation

Structures

Future tense
Interrogative words
Present perfect subjunctive mood

DIÁLOGO 3—Past Medical History/Historial médico previo—¿A qué alimentos es alérgica?

1

Member of the medical team re-enters the patient's room. Introductions and history of present illness have been completed. / Un miembro del equipo médico vuelve a entrar a la habitación del paciente. Las introducciones y la historia de la enfermedad actual se han completado.

Médico del equipo: Señora Gómez, los resultados del análisis de orina están listos e indican que usted tiene una infección del tracto urinario.

Paciente: De acuerdo. ¿Cuál es el tratamiento?

Médico del equipo: Le recetaré un antibiótico. ¿Es alérgica a algún tipo de medicamento?

Paciente: Sí, soy alérgica a la penicilina.

Médico del equipo: ¿Tiene otras alergias?

Paciente: No a los medicamentos, pero tengo alergias a algunos alimentos.

Médico del equipo: Bien. ¿A qué alimentos es alérgica?

Paciente: A los mariscos y las fresas

Médico del equipo: ¿Alguna vez ha tomado sulfamidas?

Paciente: Creo que sí.

Médico del equipo: ¿Tuvo una reacción adversa?

Paciente: No. De que sepa, no.

2

Médico del equipo: Escribiré una receta para Bactrim. Asegúrese de que tome el medicamento según las instrucciones hasta que haya terminado el curso de antibióticos. Beba un vaso lleno de agua al tomar el antibiótico y también asegúrese de beber mucha agua durante todo el día. Evite beber alcohol hasta que haya terminado de tomar el antibiótico.

Paciente: ¿Cuánto tiempo debo esperar para sentirme mejor?

Médico del equipo: Como en 24 horas. Si por alguna razón tiene picazón, sarpullido, o dificultad para respirar, deje de tomar el antibiótico y busque atención médica inmediatamente. Si tiene cualquier otra reacción adversa, póngase en contacto conmigo. Usted se sentirá mejor antes de que haya terminado de tomar todos sus medicamentos, pero asegúrese de continuar tomándolos hasta que haya terminado. Si no se siente mejor en 24-48 horas o si sus síntomas empeoran, póngase en contacto conmigo. ¿Tiene alguna pregunta sobre el medicamento?

Paciente: No, doctor.

Médico del equipo: Bueno, entonces, vamos a discutir cómo prevenir las infecciones y mantener la buena salud del tracto urinario.

Fin del escenario / End of Scene

VOCABULARIO

Verbos

asegurarse de   *to make sure to/or*
buscar   *to look for*
comer   *to eat*
discutir   *to discuss*
indicar   *to indicate*
ponerse   *to become (with a condition or emotion)*
prevenir   *to prevent*
recetar   *to prescribe*
saber   *to know (as facts, information, or how to)*
sentir   *to feel*
terminar   *to finish*
tomar   *to take or to drink*

Sustantivos

el cáncer   *the cancer*
el descanso/el reposo   *the rest*
el ejercicio   *the exercise*
el enfisema   *the emphysema*
el expediente del paciente   *the patient file*
el formulario de información médica   *the medical information form*
el historial del paciente   *the patient history*
el insomnio   *the insomnia*
el movimiento   *the movement*
el resfriado   *the cold*
las alergias   *the allergies*
la anemia   *the anemia*
la anestesiología   *anesthesiology*
la bronquitis   *the bronchitis*
la cardiología   *cardiology*
la cirrosis   *the cirrhosis*
la deshidratación   *the dehydration*

la diabetes   *the diabetes*
la disentería   *the dysentery*
la epilepsia   *the epilepsy*
la ginecología   *gynecology*
la hipertensión   *the hypertension*
la neumonía   *the pneumonia*
la oftalmología   *ophthalmology*
la ortopedia   *orthopedics*
la pediatría   *pediatrics*
la úlcera   *the ulcer*
la urología   *urology*

Orientación

abajo   *below (general)*
allí   *there*
aquí   *here*
arriba   *up or above*
debajo de   *below (in reference to a noun)*
delante de   *in front of*
dentro de / adentro   *inside of (followed by a noun) / inside*
derecho   *straight or right*
derecha   *right*
detrás de   *behind*
el lado derecho   *the right side*
encima de   *on top of*
Está por debajo del/de la…   *It is below the…*
Está por encima del/de la…   *It is above/on top of the*
fuera de   *outside*
izquierdo/a   *left*
la pierna izquierda   *the left leg*
más abajo   *lower down*
más arriba   *higher up*
Me duele debajo de las costillas.   *It hurts below my ribs.*

Frases útiles

Estoy. . .   *I am (+ adjective of physical, mental, or emotional condition)*
Estoy bien.   *I am well.*
Estoy cansado/a.   *I am tired.*
He estado…   *I have been…*
He estado muy cansado/a.   *I have been very tired.*
¿Tiene un médico de cabecera/atención primaria?   *Do you have a primary care physician?*
¿Cuándo fue su última visita con su médico?   *When was your last visit with your physician?*
¿Quién es su médico de atención primaria?   *Who is your primary care physician?*
Tiene una pérdida de función en las piernas.   *She has a loss of function in her legs.*
Historial médico pasado   *past medical history*
Enfermedades crónicas   *chronic illnesses/diseases*
¿Qué problemas médicos ha tenido?   *What medical problems have you had?*
¿Qué problemas médicos ha tenido?   *What medical problems have you had?*
¿Cuáles enfermedades ha tenido?   *What illnesses have you had?*
¿Ha estado hospitalizado/alguna vez?   *Have you ever been hospitalized?*
¿Cuándo?   *When?*
¿Por qué?   *Why?*
¿Algo más?   *Anything else?*
¿Ha tenido complicaciones?   *Have you had complications?*
¿Qué tan severa es la [enfermedad] ahora?   *How severe is your [disease] now?*
¿Cuándo fue su último ataque/brote de…?   *When was your last attack/ flare-up of…?*
¿Cuándo fue la última exacerbación de…?   *When was your last exacerbation of…?*
¿Cuándo se tomó la última dosis?   *When did you take the last dose?*
¿Cuáles fueron los resultados?   *What were the results?*
¿Ha tenido efectos secundarios o complicaciones?   *Have you had side effects or complications?*

¿Cuándo tuvo…?   *When did you have…*

¿Cuándo tuvo el ataque al corazón?   *When did you have the heart attack?*

¿Qué tratamientos tuvo?   *What treatments did you have?*

Enfermedades agudas

el paro cardíaco   *the cardiac arrest*

la infección bacterial   *the bacterial infection*

la infección viral   *the viral infection*

la infección fúngica   *the fungal infection*

la sepsis/la septicemia   *the sepsis/the septicemia*

el absceso   *the abscess*

la hepatitis   *the hepatitis*

la pancreatitis   *the pancreatitis*

la colitis   *the colitis*

la gastroenteritis   *the gastroenteritis*

la apendicitis   *the appendicitis*

las piedras/los cálculos del riñón   *the kidney stones*

la infección del tracto urinario   *the urinary tract infection*

el ataque cerebral   *the stroke (nonspecific)*

el traumatismo cerebral   *the traumatic brain injury*

la conmoción cerebral   *the concussion*

la convulsión   *the seizure/convulsión*

¿Tiene algún problema médico crónico?   *Do you have any chronic medical problems?*

Por ejemplo, ¿Usted tiene o ha tenido…   *For example, do you have or have you had…*   …presión alta, diabetes, o problemas del corazón?   *…high blood pressure, diabetes, or heart problems?*

¿Cuándo le diagnosticaron [esa enfermedad]?   *When were you diagnosed with [that disease]?*

¿Por cuánto tiempo ha tenido [esa enfermedad]?   *For how long have you had [that disease]?*

¿Por cuánto tiempo ha tenido diabetes?   *For how long have you had diabetes?*

¿Qué tratamientos ha recibido?   *What treatments have you received?*

¿Qué tratamientos recibe actualmente?   *What treatments are you using currently?*

¿Qué medicamentos toma para [esa enfermedad]?   *What medication do you take for [that disease]?*

Síntomas

Lesiones, inflamación y síntomas respiratorios/cardiovasculares

el esputo   *the sputum*
la falta de aire   *the shortness of breath*
la inflamación   *the inflammation*
la inflamación de los nódulos   *the swollen lymph nodes*
la lesión   *the lesion*
la lesión en la boca   *the mouth lesion*
la presión alta   *the high blood pressure*
la presión en el pecho   *the chest pressure*
la sangre en el esputo   *the blood in the sputum*
la tos   *the cough*
la tos con flema   *the productive cough*
la tos seca   *the dry cough*
la taquicardia   *the tachycardia*
toser   *to cough*

TEMAS CULTURALES

Aspects of acculturation

Acculturation is a process by which individuals experience cultural, psychological, and behavioral changes as a result of different cultures coming into contact with each other. Examples of acculturation are found in art, music, literature, dance, food, and other cultural elements, almost always blending into hybrid forms of expression. Culture makes up a significant part of an individual's identity and self-expression. It influences aspects of life, including language, regional dialect, customs, and attitudes toward life, spirituality and wellness. Traditional gender roles and age-related responsibilities are often sources of conflict or disagreement among family or societal members.

Fear of losing one's culture or loss of contact with relatives or loved ones affects the way a person interacts with the world, often causing them to be withdrawn, insecure, or aversive of others. The degree of acculturation a person has experienced affects relationships among family members. In a study titled "Psychological Acculturation and Parenting Behaviors in Mexican-Immigrant Families", immigrant parents who felt connected to both mainstream and Latino cultures tended to have warmer and more positive interactions with their children. While biculturalism may lead to inner conflict, it can also be a positive and personal enrichment of one's life.

PRÁCTICA

A. Discusión en español sobre el diálogo

1. What information does the doctor request from the patient?
2. What medical advice does the doctor give to the patient?
3. What allergies does the patient have?

B. Traducción

Choose a sentence or passage from the *Temas Culturales* to translate from English to Spanish. Note and discuss any vocabulary words or phrases that need review and discuss them with your group or class.

C. Entrevista

In pairs ask and answer the following questions. Then present.

1. ¿Cómo le puedo ayudar hoy?
2. ¿Cuál es su problema principal?
3. ¿Cuál es la razón de su visita?
4. ¿Cómo se siente hoy?
5. ¿Es alérgica a algún tipo de medicamento?
6. ¿Tiene otras alergias, como por ejemplo a un alimento?
7. ¿Está teniendo algún síntoma hoy?
8. ¿Qué medicamentos toma Ud.?
9. ¿Toma sus medicamentos regularmente?
10. ¿Tuvo alguna reacción adversa a un medicamento?

D. Improvisación

Role-play the following scenarios in Spanish:

1. Student A: Describe to your healthcare provider at least two allergies you have and when you have experienced them.

   Student B: Ask your patient if he or she has any known allergies to medications? They answer that they do not. Then suggest an allergy medication and give instructions on how to take it.

2. Student A: You are a healthcare provider. Name and describe a particular allergy medication to your patient.

Student B: Ask your healthcare provider three questions about an allergy medication.

E. Exploración

Focus: Aspects of Acculturation

1. Preparación: Locate an article or short video on a topic relating to Aspects of Acculturation (psychological, social, etc.) and prepare a summary and presentation. Investigate your topic from the perspective of a medical discipline of interest to you.

2. Investigación: On a web-based forum or discussion board for talking points, post your article weblink on the online forum for quick access during your presentation or summary.

3. Implementación: Present a few statements to summarize the article at a designated time during a seated or online meeting.

4. Resumen y conclusión: Conduct a brief class or group discussion of the topic based on a leading question.

FUENTES ADICIONALES

Barrera, M; Toobert D; Strycker L; Osuna, D. "Effects of Acculturation on a Culturally Adapted Diabetes Intervention for Latinas." *Health Psychology: Official Journal of the Division of Health Psychology, American Psychological Association*, U.S. National Library of Medicine, https://pubmed.ncbi.nlm.nih.gov/21859212/.

Diaz, Tanya, Bui, Ngoc H. "Subjective Well-Being in Mexican and Mexican American Women: The Role of Acculturation, Ethnic Identity, Gender Roles, and Perceived Social Support." *Journal of Happiness Studies*, Springer Netherlands, 23 Apr. 2016, https://link.springer.com /article/10.1007/s10902-016-9741-1.

Gassman-Pines, Anna, Skinner, Ann T. "Psychological Acculturation and Parenting Behaviors in Mexican Immigrant Families." https://Pubmed. ncbi.nlm.nih.gov/29545656/." *Journals*, https://journals-sagepub-com .proxy.campbell.edu/doi/full/10.1177/0192513X16687001.

Kaplan, Mark, Marks, Gary. "Adverse Effects of Acculturation: Psychological Distress among Mexican American Young Adults." *Social Science & Medicine*, Pergamon, 28 June 2002, https://www.sciencedirect .com/science/article/abs/pii/0277953690900709.

Chapter 4

Determining the Chief Complaint / Determinando la queja principal
—Señor, ¿por cuánto tiempo ha tenido ese síntoma de tos?

OBJECTIVES

Communication

Discovering patient symptoms
Determining the presence of respiratory illness
Describing illness
Family orientation

Culture

Family Orientation

Structures

Present indicative tense
"Hacer" with time expressions
Reflexive verbs

DIÁLOGO 4—Determining the Chief Complaint/ Determinando la queja principal—Me duele más por las noches después de trabajar en el tabaco.

1

Introducción y queja principal / Introduction and chief complaint

Médica del campo: Buenas tardes, Sr. Romero—¿En qué puedo ayudarle hoy?

Trabajador agrícola: Buenas tardes, Dra. Sánchez. Me ha dolido mucho el hombro derecho.

Médica del campo: ¿Cuánto tiempo hace que le duele?

Trabajador agrícola: Hace dos semanas.

Médica del campo: ¿Puede indicar exactamente dónde le duele el hombro?

Trabajador agrícola: Me duele aquí. *(Señala dónde le duele.)*

Médica del campo: ¿Le duele por las mañanas cuando se despierta o hasta después?

Trabajador agrícola: ¡Ay, doctora! Me molesta mucho. Me duele más por las noches después de trabajar en el tabaco. A veces es difícil dormir.

Médica del campo: ¿Es punzante el dolor? ¿Corre de un lugar a otro?

Trabajador agrícola: El dolor corre del hombro hacia la cabeza y es punzante. Parece como que algo me pega y me hace sentir mareado.

Médica del campo: Entiendo. Le voy a examinar el hombro y el cuello para ver la condición de los músculos.

2

Physician Assistant and patient are already in the room. Formal introductions have already been made. / La médica asociada y el paciente ya están en la habitación y se han hecho las introducciones formales.

Médica asociada: ¿Cuál es la razón de su visita hoy a la clínica?

Paciente: Me duele mucho la garganta, especialmente durante la mañana.

Médica asociada: ¿Cómo es el dolor?

Paciente: Profundo y tengo dificultad para tragar.

Médica asociada: ¿Recuerda cuándo empezó?

Paciente: Hace como tres días cuando me mojé irrigando el jardín.

Médica asociada: ¿Cuándo empezó a tener dificultad para tragar?

Paciente: Hace como un día. Se me hizo difícil tragar.

Médica asociada: ¿Tiene otros síntomas?

Paciente: Sí. Me siento muy cansado cuando trato de trabajar.

Médica asociada: Mmm. ¿Tiene fiebre?

Paciente: Creo que sí. Me he sentido muy caliente al acostarme.

Médica asociada: ¿Tiene dolor de oído?

Paciente: No. Mis oídos no me molestan.

Médica asociada: ¿Tiene la nariz tapada?

Paciente: No.

Médica asociada: ¿Tiene tos?

Paciente: A veces, cuando siento el frío afuera o cuando sopla fuerte el viento.

Médica asociada: ¿Tiene dificultad para respirar?

Paciente: No, generalmente respiro bien.

Médica asociada: Voy a examinar la garganta, los ojos y las orejas. ¿Está bien?

Paciente: Está bien. Gracias, doctora.

3

The PA pauses and prepares to ask questions about symptoms. / La médica asociada hace una pausa y se prepara para hacer preguntas sobre los síntomas.

Médica asociada: Señor, ¿por cuánto tiempo ha tenido ese síntoma de tos?

Paciente: Ehhh... *(Mira a la esposa)* ¿por un mes, más o menos?

Esposa: Por lo menos dos meses.

Médica asociada: Bien. ¿Es una tos productiva? ¿Tose a veces alguna sustancia?

Paciente: Sí, a veces.

Médica asociada: ¿Tiene sangre en el esputo?

Paciente: No normalmente, pero de vez en cuando veo sangre cuando toso mucho.

Médica asociada: Veremos las posibles causas de eso.

Fin del escenario / End of Scene

VOCABULARIO

Verbos

acostar   *to lie down*
examinar   *to examine*
hacer   *to do/make/become (with se)*
irrigar   *to irrigate*
mojar   *to wet, moisten*
respirar   *to breathe*
sentir   *to feel physically or emotionally*
ver   *to see*

Frases útiles

¿Cuál es la razón de su visita hoy?   *What is the reason for your visit, today?*
¿Cuál es el problema?   *What is the problem?*
¿Cuál es el problema principal?   *What is the primary problem?*
¿Cómo se siente?   *How do you (formal) feel?*
Me siento mejor.   *I feel better.*
Se siente terrible.   *He/she feels terrible.*
¿Cómo le puedo ayudar hoy?   *How can I help you today?*
¿Qué más?   *What else?*
¿Hay algo más?   *Is there anything else?*

Determinando la queja principal

¿Qué problema tiene en la mano?   *What is the problem with your hand?*
¿Por qué vino al hospital hoy?   *Why did you come to the hospital today?*
¿Qué síntomas tiene?   *What symptoms do you have?*
¿Qué preocupaciones tiene?   *What concerns do you have?*

Síntomas comunes

el cambio de visión   *the vision change*
el catarro/el resfriado   *the common cold*
el malestar   *the malaise*
el sangrado   *the bleeding*
el sarpullido/la erupción   *the rash*
el vértigo   *the vertigo*
el vómito   *the vomiting*
la debilidad   *the weakness*
los escalofríos   *the chills*
la fatiga   *the fatigue*
la fiebre   *the fever*
la gripe   *the flu*
la hinchazón   *the swelling*
la infección de las vías respiratorias superiores   *the upper respiratory tract
    infection*
las manchas   *the spots*
los mareos   *the dizziness*
la masa   *the mass*
los músculos adoloridos   *the aching muscles/myalgia*
las náuseas   *the nausea*
la neumonía, la pulmonía   *the pneumonia*
la rojez/el enrojecimiento   *the redness*
las ronchas   *the raised rash/hives*

Dolor

dolor de... [parte del cuerpo]   *[body part] pain/ache*
dolor de cabeza   *headache*
dolor de garganta   *sore throat*
dolor de cuello   *neck pain*
dolor de oído   *earache*
dolor al + verb   *pain upon [verb in infinitive form]*
dolor al tragar   *pain upon swallowing*
dolor al orinar   *pain upon urination*
ardor al orinar   *burning upon urination*
dolor muscular   *muscle pain*

Descripción del dolor

El dolor es…   *The pain is…*
agudo   *sharp, acute*
ardiente   *burning*
constante   *constant*
intermitente   *intermittent*
lacerante   *excruciating*
pulsante   *pulsating, throbbing*
punzante   *stabbing*
sordo   dull
Está por debajo del/de la…   *It is below the…*

Pérdida de función y sensaciones

el entumecimiento   *the numbness*
entumecido/a   *numb*
Tengo el brazo entumecido.   *I have a numb arm.*
la pérdida   *the loss*
la pérdida de conocimiento   *the loss of consciousness*
la pérdida de memoria   *the memory loss*
la pérdida de sensación   *the loss of sensation*
la pérdida de función   *the loss of function*

Preguntas sobre el dolor

¿Exactamente dónde le duele?   *Exactly, where does it hurt?*
¿Tiene…?   *Do you have…?*
¿Ha tenido…?   *Have you had…?*
¿Tiene mareos?   *Do you have dizziness?*
¿Tiene fiebre?   Do you have fever?
¿Ha tenido dificultad al respirar?   *Has he/she/you had difficulty breathing?*
¿Ha tenido dolor muscular?   *Has he/she/you had muscular pain?*
Señale dónde lo tiene.   *Point to where you have it.*
Señale con un dedo dónde le duele.   *Point with a finger where it hurts.*
Apunte dónde le duele.   *Point to where it hurts.*
¿Dónde está el dolor ahora?   *Where is the pain now?*

Muéstreme dónde.   Show me where.

¿Se extiende?   *Does it spread?*

¿Se extiende el dolor a otras partes del cuerpo?   *Does the pain extend/ spread to other parts of your body?*

¿Hasta dónde se extiende?   *Up/down/out to where?*

¿Su dolor es leve, severo o moderado?   *Is your pain mild, severe, or moderate?*

¿Cómo es su dolor?   *What is your pain like?*

¿Le duele esto?   *Does this hurt?*

Duración e instancias del dolor

¿Por cuánto tiempo?   *For how long?*

¿Por cuánto tiempo ha tenido dolor?   *For how long have you/she /he had the pain?*

¿Cómo es el dolor?   *What is the pain like?*

¿Es el dolor agudo o sordo?   *Is the pain sharp or dull?*

¿A qué hora del día le duele generalmente?   *What time of day does it generally hurt?*

¿Tiene dolor cuando…?   *Do you have pain when…?*

¿Tiene dolor cuando orina?   *Do you have pain when you urinate?*

¿Tiene dolor cuando camina?   *Do you have pain when you walk?*

¿Tiene dolor cuando defeca?   *Do you have pain when you defecate?*

¿Tiene dolor cuando está sentado?   *Do you have pain when you are sitting?*

¿Tiene dolor cuando está de pie?   *Do you have pain when you are standing?*

¿Empezó…?   *Did it begin…?*

¿Empezó lentamente o de repente?   *Did it begin slowly or suddenly?*

de repente   *suddenly*

lentamente   *slowly*

gradualmente   *gradually*

¿Le duele una vez a la semana, todos los días, a cada hora, o siempre?   *Does it hurt once a week, every day, every hour, or always?*

¿Con qué frecuencia le duele?   *With what frequency does it hurt?*

¿Cuándo empezó?   *When did it start?*

¿Por cuánto tiempo dura/duró?   *For how long does/did it last?*

¿Cuántas veces?   *How many times?*

¿Cuántas veces le ha ocurrido?   *How many times has it occurred?*

¿Cuántas veces ha vomitado?   *How many times have you vomited?*
¿Cuándo empezó la diarrea?   *When did the diarrhea begin?*
¿Cuánto tiempo hace que empezó?   *How long ago did it begin?*
¿Qué estaba haciendo cuando empezó?   *What were you doing when it began?*

Descargos, congestión, etc.

la congestión   *the congestion*
la congestión nasal   *the nasal congestion*
el pus   *the pus*
la secreción/la descarga/el flujo   *the secretion/discharge*
la secreción del/de la [parte del cuerpo]   *the secretion from/of [body part]*
la secreción del ojo   *the eye discharge*
la secreción del oído   *the ear discharge*
la secreción de la nariz   *the nasal discharge*
la secreción del pene   *the penile discharge*
el flujo vaginal   *the vaginal discharge*

TEMAS CULTURALES

Family Orientation

The family unit is extremely important in Hispanic culture and forms the nucleus of society. In rural areas among farmworkers and ranchers, the need for familial and network support is particularly crucial due to hazardous working conditions, inadequate access to healthcare, and language barriers. When living conditions permit, elderly members of a family often live in the same household with the younger family members, such as children and grandchildren, avoiding the sense of isolation that could derive from living apart. A patient's family members frequently accompany them on their healthcare or hospital visits. Patients visiting a gynecologist often request the attendance of the spouse or *pareja* during examinations. Even outside the health environment, decisions frequently require the input of family members.

In the *compadrazgo* system, a social network of friends and families, *comadres* and *compadres* frequently take care of each other and help with cooking, decorating, or other activities for events such as weddings, housewarmings, birthdays, and holiday celebrations. Involving family members in patient health and wellness maintenance is an effective means of strengthening the community and protecting against adverse events.

PRÁCTICA

A. Discusión en español sobre el diálogo

1. What difficulties is the patient having?
2. What actions is the doctor planning to take?
3. Does the doctor make a diagnosis?

B. Traducción

Choose a passage from the *Temas Culturales* to sight translate from English
to Spanish. Write down and discuss any vocabulary words and phrases
on which you need to focus and discuss with your group or with the class
before translating.

C. Entrevista

In pairs ask and answer the following questions. Then present.

1. ¿Cuál es la razón de su visita hoy a la clínica?
2. ¿Cuándo empezó a tener dificultad para tragar?
3. ¿Tiene otros síntomas?
4. ¿Le duelen los oídos?
5. ¿Cómo es el dolor?
6. ¿Cuándo empezó el dolor de garganta?
7. ¿Tiene hinchazón en el cuello?
8. ¿Tiene dificultad para oír?
9. ¿Cómo se siente por las mañanas?
10. ¿Tiene tapada la nariz?

D. Improvisación

Role-play the following scenarios in Spanish:

1. Student A: You are a patient. Describe the symptoms you are having in
   your ear, nose, and throat.
   Student B: Ask the patient to describe the nature and duration of the
   symptoms he or she is experiencing.

2. Student A: Patient describes a misunderstanding because of difficulty in hearing.
Student B: The healthcare provider gives some possible explanations for difficulties in hearing.

E. Exploración

1. Focus: Family Orientation
2. Preparación: Locate an article or short video on a topic related to family medicine or family orientation among Latinos in the US, Latin America, or the Caribbean and prepare a summary and presentation. Investigate your topic from the perspective of a medical discipline of interest to you.
3. Investigación: On a web-based forum or discussion board for talking points, post your article weblink on the online forum for quick access during your presentation or summary.
4. Implementación: Present a few statements to summarize the article at a designated time during a seated or online meeting.
5. Resumen y conclusión: Conduct a brief class or group discussion of the topic based on a leading question.

FUENTES ADICIONALES

National Center for Farmworker Health. "Migrant Health Centers." http:
//www.ncfh.org/migrant-health-centers.html.

Rural Health Information Hub." *Rural Agricultural Health and Safety
Overview*," https://www.ruralhealthinfo.org/topics/agricultural-health
-and-safety.

Rural Health Information Hub." *Rural Migrant Health Overview*" https:
//www.ruralhealthinfo.org/topics/migrant-health.

Chapter 5

General Physical Examination / Examen físico general—¿Cuánta ayuda necesita para levantarse de la cama?

OBJECTIVES

Communication

Describing pain
Taking vital signs
Evaluating patient muscle strength

Culture

Using formal and informal commands and requests

Structures

Ir + a + Infinitive to indicate future actions
Future tense
Formal (Ud.) commands (imperative mood)

DIÁLOGO 5—General Physical Examination / **Examen físico general**—¿Cuánta ayuda necesita para levantarse de la cama?

1

Entorno de cuidados intensivos: Realización del examen. / Intensive care environment: Doing the exam.

Médico de atención primaria: Antes de comenzar, ¿Puedo continuar con mi examen?

Paciente: Sí, no hay problema.

Médico de atención primaria: ¿Tiene algún dolor?

Paciente: Sí, me duele la pierna todo el tiempo.

Médico de atención primaria: Describa su dolor y califique el dolor de cero a diez, donde cero representa ningún dolor y diez representa el peor dolor que haya sentido.

Paciente: Es un dolor sordo de entre cinco y diez.

Médico de atención primaria: Señale con un dedo donde le duele. ¿Hay algo que haga que el dolor disminuya? ¿Hay algo que lo empeora?

Paciente: El dolor aumenta una vez que desaparece el efecto del analgésico. Se mejora cuando estoy quieto.

Médico de atención primaria: Tomaré su frecuencia cardíaca, presión arterial y mediré su nivel de oxígeno.

Médico de atención primaria: Examinaré su piel y comprobaré la cicatrización.

Médico de atención primaria: Voy a comprobar la fuerza de sus brazos y piernas antes de que le veamos moverse. Hágame saber si cualquier cosa que haga le causa dolor. Levante su (brazo, pierna). Estire / doble su (codo, rodilla). Mantenga la posición y no deje que yo le mueva. Apriete mis manos. Retire/ empuje su pie.

Médico de atención primaria: Veamos cuánto puede doblar /extender la rodilla derecha. Voy a medir cuánto movimiento tiene.

2

Pruebas del movimiento / Mobility test

Médico de atención primaria: ¿Cuánta ayuda necesita para levantarse de la cama?

Paciente: Las enfermeras me ayudan un poco.

Médico de atención primaria: Veamos cómo se mueve de la cama a la silla. Colocaré un cinturón alrededor de Ud. para mayor seguridad y le ayudaré cuando lo necesite.

Paciente: Excelente. Gracias,

Médico de atención primaria: Practicaremos de pie parados y luego caminaremos si puede. Levántese de la silla y agárrese del andador rodante para mantener el equilibrio.

Médico de atención primaria: ¿Se siente mareado cuando se pone de pie? ¿Puede mantener el equilibrio sobre su pierna y sus brazos?

Médico de atención primaria: Ahora intentaremos caminar. Dé algunos pasos usando sus brazos en el andador para ayudar.

Paciente: Sí. A ver si puedo.

Médico de atención primaria: Avíseme si se siente débil, cansado, o con dificultad para respirar.

Médico de atención primaria: Dé la vuelta al llegar al final del cuarto y regrese a la silla.

Médico de atención primaria: ¿Puede levantarse de la silla sin usar las manos? Veré cuántas veces en 30 segundos puede ponerse de pie sin usar los brazos. ¿Listo? Vamos.

Médico de atención primaria: Gracias. Hizo un buen trabajo.

Fin del escenario / End of Scene

VOCABULARIO

Verbos

agarrar   *to grab*

aguantar   *to hold or tolerate something*

aumentar   *to increase*

calificar   *to qualify*

comenzar   *to begin*

comprobar   *to prove*

continuar   *to continue*

dar la vuelta   *to turn around*

desaparecer   *to disappear*

describir   *to describe*

doblar   *to bend or turn*

doler   *to hurt*

empeorar   *to get worse*

empujar   *to push*

estirar   *to stretch*

examinar   *to examine*

haber   *there is/are* (aux. vb. *to have* with past participle)

hacer   *to do or make*

intentar   *to try*

ir (vamos)   *to go (let's go)*

levantarse   *to get up*

llevar   *to take, carry or wear*

mantener   *to maintain*

medir   *to measure*

ponerse de pie   *to stand up*

practicar   *to practice*

representar   *to represent*

respirar   *to breathe*

señalar   *to point out*

usar   *to use*

ver   *to see*

Anatomía básica

el cerebro   *the brain*
el cuerpo   *the body*
el músculo   the muscle
el nervio   *the nerve*
el tejido   *the tissue*
el tendón   the tendon
el ligamento   the ligament
la arteria   the artery
la articulación   *the joint*
la piel   *the skin*
la vena   *the vein*
los vasos sanguíneos   *the blood vessels*
el abdomen   *the abdomen*
el ano   *the anus*
el bazo   *the spleen*
el cachete/la mejilla   *the cheek*
el colon   *the colon*
el cuello   *the neck*
el diafragma   *the diaphragm*
el esófago   *the esophagus*
el estómago   *the stomach*
el hígado   *the liver*
el labio   *the lip*
el oído   *the inner ear*
la oreja   *the outer ear*
el páncreas   *the pancreas*
el pulmón   *the lung*
el recto   *the rectum*
el riñón   *the kidney*
el seno/la mama/el pecho   *the breast*
el vientre   *the belly (bowels)/can also mean "womb"*
el pecho   *the chest*
el abdomen   *the abdomen*
la barriga/la panza   *the belly (slang)*
la boca   *the mouth*

la cara   *the face*
la espalda   *the back*
la espina dorsal   *the spine/spinal column*
la garganta   *the throat*
la lengua   *the tongue*
la nariz   *the nose*
la tráquea   *the trachea*
la vesícula biliar   *the gallbladder*
las costillas   *the ribs*
las encías   *the gums*
los dientes   *the teeth*
los intestinos   *the* intestines
los ojos   *the eyes*
los pulmones   *the lungs*
los senos nasales   *the nasal sinuses*

Las extremidades

el antebrazo   *the forearm*
el brazo   *the arm*
el codo   *the elbow*
el dedo   *the finger*
el dedo del pie   *the toe*
el hombro   *the shoulder*
el pie   *the foot*
el pulgar   *the thumb*
el tobillo   *the ankle*
la cadera   *the hip*
la extremidad   *the extremity*
la mano   *the hand*
la pierna   *the leg*
la planta del pie   *the sole of the foot*
la rodilla   *the knee*

Review of systems

¿Ha tenido cambios de apetito?   *Have you had changes in your appetite?*

¿Ha tenido náuseas?   *Have you had nausea?*

¿Ha tenido vómito?   *Have you had vomiting?*

¿Ha tenido diarrea?   *Have you had diarrhea?*

¿Ha tenido dolor al orinar?   *Have you had pain with urination?*

¿Ha tenido ardor al orinar?   *Have you had burning with urination?*

¿Ha tenido dificultad al empezar o terminar de orinar?   *Have you had difficulty when starting or stopping urination?*

¿Ha tenido debilidad?   *Have you had weakness?*

¿Ha tenido espasmos en los músculos?   *Have you had muscle spasms?*

¿Ha tenido dolor en algún hueso o articulación?   *Have you had pain in a bone or joint?*

¿Se ha dado un golpe en la cabeza?   *Have you hit your head?*

¿Se ha caído?   *Have you fallen?*

¿Ha tenido dificultad con el equilibrio?   *Have you had difficulty with balance?*

¿Ha tenido problemas con el habla?   *Have you had problems with speech?*

¿Ha tenido entumecimiento?   *Have you had numbness?*

TEMAS CULTURALES

Using formal and informal commands/requests

Commands are verbs spoken as direct requests to an individual or group and are in the imperative mood. Moods in grammatical terms are modes of speech that express the ontological nature of an event such as real, unreal, or uncertain, or demanded. Healthcare providers in medical settings should use formal instead of informal commands in order to maintain professionalism and show respect. Formal commands with *Ud.* are formed in a similar manner as that of the subjunctive mood in Spanish. That is, for regular verbs you would keep the verb stem change (if there is one) and change the ending of the verb to "*a*" for verbs whose infinitives end in -*er* and -*ir* and to "e" for verbs whose infinitives end in ar. This *Ud.* command form essentially switches the ending from *er/ir* to *a* or *ar* to *e*.

Informal commands are generally used in informal or non-professional settings with people with whom one uses *tú*. For regular verbs, the informal commands are formed just like the third person singular form of the present indicative tense. *Habla* for *hablar, escribe* for *escribir*, and *duerme* for *dormir* (or duérmete for go to sleep). There are also irregular *tú* commands like *ten* for *tener, haz* for *hacer, ve* for *ir*, and *pon* for *poner.*

The imperative is one of the three moods (modes of speech) in Spanish. The other two moods are the indicative, indicating a spoken or written fact, and the subjunctive, which indicates mainly influence, doubt, disbelief, opinion, or uncertainty. Commands, when not expressed with urgency, are considered as requests, directions, or suggestions. It is polite to add *por favor* after a command or request.

Examples of verbs as formal commands:

Hablar—*Hable* (Speak)—*Hable despacio.*
Caminar—*Camine* (Walk)—*Camine por el pasillo.*
Comer—*Coma* (Eat)—*Coma su sopa.*
Poner—*Ponga* (Put)—*Ponga la ropa aquí.* (Verbs ending in *go* in the *yo* form of the present indicative tense change to *ga* in the formal command (imperative) forms.

Escribir—*Escriba* (Write)—*Escriba su nombre.*

Dormir—*Duerma* (Sleep)—*Duerma bien.*

Extender (e to ie stem changing verb)—*Extienda* (Extend)—*Extienda el brazo.*

To change Ud. commands to the formal plural, Uds., (you plural) add n to the end of the Ud. command.

Examples: *Hablen, caminen, coman, pongan, escriban, duerman and extiendan*

PRÁCTICA

A. Discusión en español sobre el diálogo

1. How does the healthcare provider measure the level of pain the patient is having?
2. What actions does the healthcare provider do to measure vital signs?
3. How does the healthcare provider measure the patient's physical strength? What commands does he/she use to do that?

B. Traducción del tema cultural

Choose a sentence or passage from the *Temas Culturales* to translate from English to Spanish. Note and discuss any vocabulary words or phrases that need review and discuss them with your group or class.

C. Entrevista

In pairs ask and answer the following questions. Then present.

1. ¿Dónde le duele?
2. ¿Puede calificar el dolor de cero a diez?
3. ¿Hay algo que haga que el dolor disminuya?
4. ¿Es sordo o agudo el dolor?
5. ¿Con qué frecuencia le duele?
6. ¿Se siente mareado cuando se pone de pie?
7. ¿Puede levantarse de la silla sin usar las manos?
8. ¿Puede mantener el equilibrio en su cuerpo?
9. ¿Cuánta ayuda necesita para levantarse de la cama?
10. ¿Puede levantarse solo por la mañana?

D. Improvisación

Role-play the following scenarios in Spanish:

1. Student A: You notice that your left leg hurts every time you attempt to walk or do work. Describe the problem to the doctor.
   Student B: Ask the patient to perform various movements to determine the range of motion of the affected area.

2. Student A: Explain to your doctor how often you have difficulty changing from a sitting to a standing position and what you need to do.

Student B: Request that the patient advise you as to how often this difficulty occurs and find out if he or she is able to maintain equilibrium immediately after standing.

E. Exploración

Focus: Using formal and informal commands and requests

1. Preparación: Locate an article or short video on a topic relating to common illnesses or common or innovative treatments for specific illnesses in the US, Latin America, or the Caribbean and prepare a summary and presentation. Investigate your topic from the perspective of a medical discipline of interest to you.

2. Investigación: On a web-based forum or discussion board for talking points, post your article weblink on the online forum for quick access during your presentation or summary.

3. Implementación: Present a few statements to summarize the article at a designated time during a seated or online meeting.

4. Resumen y conclusión: Conduct a brief class or group discussion of the topic based on a leading question.

FUENTES ADICIONALES

Lozano, Anthony. "The Spanish Imperative and Deontic Utterances in Literary Passages." *Hispania*, 1990 Dec; 73(4): 1118-23.

Neumann, Farrah. "Acquiring Variable Commands at Home and Abroad: Examining Optatives and Imperatives in L1 and L2 Spanish." Studies in Hispanic and Lusophone Linguistics, 2020; 13(1): 79-113.

Chapter 6

Mental Health: Adult woman with panic attacks / La salud mental: mujer adulta con ataques de pánico—¿Le importaría repasar el problema ahora en sus propias palabras para que yo pueda entenderlo mejor?

OBJECTIVES

Communication

Determining symptoms and onset of illness episodes
Discovering causes of anxiety
Identifying stress-related symptoms
Suggesting a follow-up appointment

Culture

Cognitive gains of bilingualism

Structures

Present indicative tense
Present perfect indicative tense
Conditional verb forms

DIÁLOGO 6—Mental Health: Adult woman with Panic Attacks /Salud mental: Mujer adulta con ataques de pánico—¿Le importaría repasar el problema ahora en sus propias palabras para que yo pueda entenderlo mejor?

1

En la clínica de la salud mental. / In the mental health clinic.

Practicante de salud mental: Hola. Mi nombre es Dr. Miguel Durán y soy psicólogo aquí en la clínica. ¿Cómo le gustaría que le llame?

Paciente: Hola. Puede llamarme Elena.

Practicante de salud mental: Elena, ¿Qué la trae a la clínica hoy?

Paciente: Bueno, estoy aquí por los mismos problemas cardíacos que he tenido desde el año pasado.

Practicante de salud mental: Veo que ha tenido algunas citas con su médico de atención primaria por preocupaciones sobre su corazón. ¿Le importaría repasar el problema ahora en sus propias palabras para que yo pueda entenderlo mejor?

Paciente: Claro. Sigo teniendo episodios en los que, de repente, mi corazón late muy fuerte. Se siente como si algo estuviera apretando dentro de mi pecho y no puedo recuperar el aliento. Mi padre murió de un ataque al corazón hace tres años y me preocupa que, aunque solo tengo 29 años, algo anda muy mal en mi corazón.

Practicante de salud mental: Estos síntomas me parecen muy alarmantes, especialmente teniendo en cuenta sus antecedentes familiares. ¿Puede recordar lo que estaba sucediendo en su vida cuando comenzaron estos episodios?

Paciente: Bueno, me sentía muy estresada en el trabajo porque estaba aceptando nuevos clientes, pero no pasaba nada importante.

2

Practicante de salud mental: Cuénteme más sobre ese primer episodio y qué sensaciones notó.

Paciente: Recuerdo que la primera vez que sucedió paré en el supermercado de camino a casa desde el trabajo. Caminaba por uno de los pasillos y, de repente, mi corazón se sintió como si me empujara contra el pecho. No sabía lo que me estaba pasando. Empecé a temblar y me sentí tan mareada y sin aliento que tuve que sentarme en el suelo.

Practicante de salud mental: ¿Y ha tenido más episodios desde el de la tienda de comestibles?

Paciente: Sí, parece que tengo uno cada dos semanas, especialmente durante los últimos meses. Nunca sé cuándo esperarlos. La última vez me sentí tan avergonzada porque estaba en el gimnasio de la escuela de mi hijo y tuve que salir corriendo del edificio.

Practicante de salud mental: ¿Cómo cree que estos episodios han afectado su vida desde que empezó todo?

Paciente: Estoy llegando al punto en que ya no quiero ir a ninguno de estos lugares (tiendas, la escuela de mi hijo, restaurantes). Tengo miedo de desmayarme o algo peor. Mi esposo tiene que llevarme al trabajo y luego recogerme porque dejé de conducir. Sé que se está frustrando conmigo.

3

Practicante de salud mental: Parece que usted y su esposo están hartos de cuánto les afecta este problema día a día. Para que lo entienda bien, Elena, estos episodios comenzaron hace aproximadamente un año después de cierta presión en el trabajo. Estaba en la tienda de comestibles cuando sufrio el primer ataque. Desde entonces, ha tenido más de ellos y está tratando de sobrellevarlos, evitando algunas actividades que cree que podrían estar relacionadas.

Paciente: Sí, eso es correcto. No me las arreglo muy bien y me gustaría averiguar qué es lo que está mal.

Practicante de salud mental: Al mirar su expediente médico, veo que se hizo un examen físico, algunos análisis de sangre y un electrocardiograma hace un par de meses. ¿Qué le han dicho sobre esos resultados?

Paciente: Sí, mi médico me hizo algunas pruebas después de que lo contacté para hacer una segunda cita. Me sentí aliviada de que los resultados mostraran que nada estaba mal en mi corazón, pero no estoy totalmente convencida. Las cosas aún no están mejor.

Practicante de salud mental: A pesar de que los resultados de su prueba no mostraron problemas con su corazón, todavía le preocupa que pueda haber algo malo. Habiendo aprendido sobre sus síntomas, me pregunto si cree que lo que está ocurriendo durante estos episodios podría ser un tipo de ansiedad llamado ataques de pánico.

Paciente: Siempre pensé que era mi corazón, pero tengo un amigo que tiene ataques de pánico. ¿Cree que es eso lo que está pasando?

Practicante de salud mental: Si está interesada, podríamos hablar más sobre los síntomas de pánico que está experimentando, sus antecedentes, y su historial médico para asegurarnos de que lo comprendamos completamente. Si abordamos este problema como ansiedad, existen estrategias que podemos probar que lo ayudarán a comenzar a manejar sus síntomas.

Paciente: Claro, me interesa si cree que podría ayudarme.

Practicante de salud mental: Me alegro de que esté dispuesta a dar los siguientes pasos, Elena.

Fin del escenario / End of Scene

VOCABULARIO

Verbos

recurrir a   *to resort to*
aliviar   *to alleviate/ to give birth*
aprender   *to learn*
comenzar   *to begin*
comprender   *to comprehend*
convencer   *to convince*
evitar   *to avoid*
llegar   *to arrive*
parecer   *to seem*
mostrar   *to show*
pensar   *to think*
poder   *to be able to*
preguntar   *to ask*
recordar   *to remember*
seguir   *to follow*
suceder   *to happen*
creer   *to believe*
entender   *to understand*

Sustantivos

ansiedad   *anxiety*
ataque   *attack*
corazón   *heart*
episodio   *episode*
ocurrencia   *occurrence*
médico de cabecera/atención primaria   *primary care physician*
pánico   *panic*
sicólogo/a   *psychologist*
síntoma   *symptom*

Adjetivos

aliviado/a   *relieved*
cardíaco   *cardiac*
convencido/a   *convinced*
interesado/a   *interested*
lo mismo   *the same*

Adverbios

de repente   *suddenly*
repentinamente   *suddenly*
lentamente   *slowly*
rápidamente   *quickly*
paulatinamente   *gradually*
gradualmente   *gradually*

Frases útiles

a pesar de que   *despite [the fact] that*
habiendo aprendido   *having learned*
la primera vez   *the first time*
la última vez   *the last time*
por primera vez   *for the first time*
por última vez   *for the last time*

Diagnósticos preliminares

Agorafobia: trastorno psicológico caracterizado por miedo o ansiedad por estar en lugares públicos porque escapar puede ser difícil o vergonzoso en caso de desarrollar síntomas parecidos al pánico.

Ataque de pánico: una intensa oleada de miedo o malestar que alcanza un pico en minutos y se acompaña de sensaciones como frecuencia cardíaca rápida, dificultad para respirar, entumecimiento, hormigueo o miedo a morir.

Trastorno de pánico: un trastorno psicológico en el que las personas tienen ataques de pánico inesperados y les preocupa tener más ataques o cambiar significativamente su comportamiento debido a los ataques.

Otros términos médicos

Electrocardiograma (ECG): una prueba no invasiva que mide la actividad eléctrica del corazón.

TEMAS CULTURALES

Cognitive Gains of Bilingualism

Research in language acquisition and the brain's processing of language began to expand rapidly in the 1970s and 80s. Language acquisition study has indicated more recently that bilingual individuals most often show improved memory, listening, concentration, and multitasking skills. Infants from 2 to 4 months display a better ability to distinguish rhythmic and phonetic differences between languages.

Dual language exposure and usage during infancy and early childhood result in learning benefits even during pre-speech phases of development. Studies indicate that children exposed to bilingual input during infancy and early life display improved flexibility and cognitive control abilities such as switching from one language to another, an act which requires monitoring, decision making, and attention control. The ability to learn and to distinguish between sets of executive functions is required for speaking and comprehending different languages. Enhanced problem-solving and cognitive skills continue into childhood, adolescence, and adulthood. Bilingualism in mature adults has been proven in research to increase mental acuity and reduce the risk of dementia.

PRÁCTICA

A. Discusión en español sobre el diálogo

1. What is the chief complaint of the patient?
2. How does the therapist evaluate the problem?
3. What are the therapist's suggestions for future actions?

B. Traducción del tema cultural

Choose a sentence or passage from the *Temas Culturales* to translate from English to Spanish. Note and discuss any vocabulary words or phrases that need review and discuss them with your group or class.

C. Entrevista

In pairs ask and answer the following questions. Then present.

1. ¿Cómo le gustaría que le llame?
2. ¿Qué le trae a la clínica hoy?
3. ¿Cuál era el motivo de sus visitas a su médico de atención primaria recientemente?
4. ¿Puede describir los episodios que ha tenido?
5. ¿Le han hecho algunas pruebas últimamente?
6. ¿Cuáles son los resultados de las pruebas del corazón?
7. ¿Qué estaba sucediendo en su vida cuando comenzaron estos episodios? ¿Qué sensaciones notó cuando se inició el problema?
8. ¿Cómo cree que estos episodios han afectado su vida desde que empezó todo?
9. ¿Ha probado alguna estrategia para aliviar sus síntomas y, de ser así, cuál?
10. ¿Cuáles condiciones en su vida le causan más estrés?

D. Improvisación

Role-play the following scenarios in Spanish:

1. Student A: Describe to your therapist some problems that you think may be related to your heart but that you are not sure if they are.

Mention the episodes and the situations in which the irregularities occur.

Student B: Explain to your client that problems that manifest themselves as irregular or racing heartbeats can come from a variety of sources, including mentally or emotionally stressful situations.

2. Student A: Describe to your therapist a list of symptoms that occur simultaneously when you are experiencing a high level of stress. Include the onset of these symptoms with regard to what was going on around you.

Student B: Inform your client that there are many causes of stress or anxiety as well as multiple ways to deal with it and that each person has unique ways that work for them for mitigating stress.

E. Exploración

Focus: La salud mental

1. Preparación: Locate an article or short video on a topic related to mental health in the US, Latin America, or the Caribbean and prepare a summary and presentation. Investigate your topic from the perspective of a medical discipline of interest to you.

2. Investigación: On a web-based forum or discussion board for talking points, post your article weblink on the online forum for quick access during your presentation or summary.

3. Implementación: Present a few statements to summarize the article at a designated time during a seated or online meeting.

4. Resumen y conclusión: Conduct a brief class or group discussion of the topic based on a leading question.

FUENTES ADICIONALES

Anderson, John A.E., et al. "Effects of Bilingualism on White Matter
    Integrity in Older Adults." *NeuroImage*, Academic Press, 22 Nov. 2017,
    https://www.sciencedirect.com/science/article/pii/S1053811917309709
    ?casa_token=bvjpfU_ubQMAAAAA%3A_OyLS_l4BtOMtgRMo
    I3dni9OPpU_v_v8Rkw6ChvWMUS18iGRKFcJQ8NNpV_AZaj3EC
    1nvUiI.
Huarcaya-Victoria, Jeff, et. al. "Caracterización De Las Atenciones De La
    Unidad De Psiquiatría De Enlace Durante Seis Meses En Un Hospital
    General De Lima, Perú," *Sciencedirect.com*, 2021, https://www
    .sciencedirect.com/science/article/abs/pii/S0034745020300895.
Macaya Sandoval, Ximena Cecilia, et al. "Evolución Del Constructo De
    Salud Mental Desde Lo Multidisciplinario." *Humanidades Médicas*, 2001,
    Cendecsa, 2017, http://scielo.sld.cu/scielo.php?script=sci
    _arttext&pid=S1727-81202018000200338.
Matías González, Matías Carreño. "Psiquiatría De Enlace y Medicina De
    Enlace, Nuevos Alcances." *Revista Médica Clínica Las Condes*, Elsevier,
    18 Dec. 2017, https://www.sciencedirect.com/science/article/pii
    /S0716864017301530.
Pot, Anna, et al. "Intensity of Multilingual Language Use Predicts
    Cognitive Performance in Some Multilingual Older Adults." *MDPI*,
    Multidisciplinary Digital Publishing Institute, 19 May 2018, https://www
    .mdpi.com/2076-3425/8/5/92.
Quinteros Baumgart, Cibel, and Stephen Bates Billick. "Positive Cognitive
    Effects of Bilingualism and Multilingualism on Cerebral Function: A
    Review." *Psychiatric Quarterly*, Springer US, 11 Sept. 2017, https://link
    .springer.com/article/10.1007/s11126-017-9532-9.
Van den Noort, Maurits, et al. "Does the Bilingual Advantage in Cognitive
    Control Exist and If so, What Are Its Modulating Factors? A Systematic
    Review." *Behavioral Sciences (Basel, Switzerland)*, MDPI, 13 Mar. 2019,
    https://www.ncbi.nlm.nih.gov/pmc/articles/PMC6466577/.

Chapter 7

**Tests and Procedures: Physical Therapy /
Estudios y procedimientos: Terapia física—**
Primero permítame hacerle algunas preguntas
y luego discutiremos su dolor de espalda.

OBJECTIVES

Communication

Describing living conditions
Describing daily routines
Inquiring about past surgeries
Identifying types and levels of pain

Culture

Rural Life

Structures

Interrogative words
Formal commands (imperative mood)
Haber as a main verb (Hay)
Present indicative tense
Imperfect tense

DIÁLOGO 7—Tests and Procedures / Prueba y procedimientos—¿Tengo su consentimiento para realizar un examen?

1

Encuentro inicial en el entorno ambulatorio: Recopilación de información

Fisioterapeuta: Hola, soy Lina, su fisioterapeuta. ¿Puede confirmar su nombre y fecha de nacimiento?

Paciente: Hola. Mi nombre es Esteban Banks. 26 de junio de 1985.

Fisioterapeuta: Gracias. ¿Cuál es la razón de su visita hoy?

Paciente: Tengo un dolor de espalda que no desaparece.

Fisioterapeuta: Entiendo. Primero permítame hacerle algunas preguntas y luego discutiremos su dolor de espalda.

Fisioterapeuta: Hábleme de su situación de vida. ¿Con quién vive? ¿Vive en una casa o en un apartamento?

Paciente: Estoy casado y tengo tres hijos: un par de gemelos de seis años y un hijo de tres años. Vivimos en un apartamento.

Fisioterapeuta: ¿En qué piso vive? ¿Hay escaleras o ascensor?

Paciente: Vivo en el piso doce y usamos un ascensor.

Fisioterapeuta: ¿A qué distancia de los ascensores vive?

Paciente: Vivo a tres puertas del ascensor.

2

Fisioterapeuta: Cuénteme ¿Cómo pasa un día típico?

Paciente: Trabajo a tiempo completo como bombero. Mi turno es de cuatro días y cuatro días de descanso.

Fisioterapeuta: ¿Qué pasatiempos disfruta?

Paciente: Juego al fútbol con una liga comunitaria y nos gustan las actividades al aire libre como el senderismo y el ciclismo.

Fisioterapeuta: Antes de tener la condición anteriormente mencionada, ¿podía cuidar de sus necesidades personales? ¿Hacía sus propias compras?

Paciente: Si. Me bañaba, me vestía, y cocinaba sin ayuda. Mi esposa hace las compras, pero yo ayudo a llevar los paquetes.

Fisioterapeuta: Cuénteme sobre sus otras condiciones de salud y medicamentos.

Paciente: Me operaron de la rodilla hace quince años por un ligamento anterior cruzado cuando asistía a la universidad. No tengo otras condiciones de salud y estoy tomando dos antiinflamatorios cada seis horas para mi dolor de espalda.

3

Entorno ambulatorio: Realización del examen

Fisioterapeuta: ¿Tengo su consentimiento para realizar un examen?

Paciente: Sí. Está bien.

Fisioterapeuta: Dígame qué le pasó a la espalda. ¿Cuándo empezó el dolor y qué estaba haciendo cuando empezó?

Paciente: Hace una semana, estaba trabajando en el jardín un día después de mi turno de cuatro días. Pasé una gran cantidad de tierra del suelo a la carretilla. Sentí un dolor inmediato en la espalda. Me paré, descansé y tomé algunos antiinflamatorios, pero el dolor no desapareció. Ahora, me siento un poco débil en mi pierna derecha.

Fisioterapeuta: ¿Es la primera vez que sufre este tipo de lesión?

Paciente: Sí.

Fisioterapeuta: ¿Ha experimentado una pérdida de peso inesperada en los últimos días? ¿Se lesionó la espalda en el trabajo recientemente? ¿Ha experimentado este tipo de dolor en el pasado?

Paciente: Mi respuesta a cada una de sus preguntas es negativa.

4

Fisioterapeuta: Hablemos de su dolor. Califique su nivel de dolor actual de cero a diez. Un cero significa que no hay dolor y un diez es el peor dolor posible.

Paciente: Mi dolor es entre seis y diez

Fisioterapeuta: Entiendo. Describa el dolor y dígame qué lo alivia y qué lo empeora.

Paciente: El dolor es agudo y empeora cuando me inclino hacia adelante o me paro durante largos períodos de tiempo. Se alivia cuando me acuesto.

Fisioterapeuta: ¿Hay alguna diferencia en su nivel de dolor si está acostado boca arriba, boca abajo, o de lado?

Paciente: No. Simplemente quitar la presión de mi columna me alivia el dolor.

Fisioterapeuta: ¿Cuánto dura el dolor y llega hasta la pierna?

Paciente: El dolor dura todo el tiempo en que estoy inclinado hacia adelante o de pie y el dolor desciende hasta la rodilla derecha.

Fisioterapeuta: ¿El dolor es generalizado o se mueve específicamente de una parte a otra?

Paciente: El dolor es muy específico y se mueve (o se traslada) por la parte delantera de mi muslo hasta la rodilla.

Fisioterapeuta: ¿Qué es lo que el dolor le impide hacer?

Paciente: Debido al dolor, no puedo estar de pie más de diez minutos. No puedo caminar más de media cuadra, ni levantar nada, ni cargar nada, ni sentarme cómodamente, ni hacer mi trabajo como bombero.

Fisioterapeuta: Comprendo. Le pediré que realice algunos movimientos para proporcionarme más información sobre su dolor de espalda. Avíseme si estos movimientos provocan un aumento del dolor.

Fisioterapeuta: Por favor, manténgase quieto y mire hacia adelante. Inclínese hacia atrás. Doble de lado a la izquierda y a la derecha. Gire la parte superior del cuerpo hacia la izquierda y hacia la derecha.

Fisioterapeuta: Le tocaré con un objeto ligero para probar su sentido del tacto. Cada vez que siente que le toco, diga "sí"

Fisioterapeuta: Probaré su fuerza. No me deje mover las piernas de cada posición. Doble la rodilla hacia el pecho. Estire la rodilla. Póngase de puntillas. Póngase sobre los talones.

Fisioterapeuta: Tocaré las articulaciones y los músculos de su espalda. Dígame si siente un aumento del dolor en cualquier lugar donde sea que toque.

Fin del escenario / End of Scene

VOCABULARIO

Verbos

avisar   *to let someone know, inform*
confirmar   *to confirm*
decir (diga)   *to say*
dejar de   *to stop or quit*
desaparecer   *to disappear*
doblar   *to bend or turn*
entender   *to understand*
girar   *to twist*
inclinar   *to lean*
parecer   *to seem*
poner   *to put something or oneself (such as in a position)*
probar   *to try*
provocar   *to provoke or cause*
realizar   *to perform*
sentir   *to feel*
tocar   *to touch*

Posiciones del cuerpo

cuando está acostado/a   *when he/she/they is lying down*
cuando estoy de pie   *when I am standing up*
cuando me paro   *when I stand up*
cuando estoy dormido/a   *when I am asleep*
cuando estoy sentado/a   *when I am sitting down*
estar acostado/a   *to be laying down*
estar de pie   *to be standing up*
estar dormido/a   *to be sleeping*
estar sentado/a   *to be seated*
Estaba de pie.   *I was standing up.*
Estaba dormido/a.   *I/you/he/she was sleeping.*
Estaba acostado/a.   *I/you/he/she was lying down.*
Estaba sentado/a.   *I/you//he/she was sitting down.*

Frases útiles

¿Está estreñido/a?   *Are you constipated?*
¿Ha tenido dolor?   *Have you had pain?*
¿Cómo es el dolor?   *What is the nature of the pain?*
¿Qué frequente es el dolor?   *How frequent is the pain?*
¿Por cuánto tiempo dura el dolor?   *How long does the pain last?*

TEMAS CULTURALES

Rural Life

Rural communities may generally seem bucolic in nature and indeed do have unique advantages. Living in a rural area encourages individuals to embrace resilience and to adapt to their environment in positive ways. Learning life skills such as gardening, cooking, and fishing enables a person to become more autonomous. On the other hand, isolation often prevents access to healthcare services and professional advancement; environments that promote professional growth are often non-existent. This, in many cases, necessitates travel to a city or suburb in order to find work or educational opportunities. Traditional and family values are stronger in the rural communities.

Reliance on informal networks and family connections reinforces close relationships and interdependence. As in decades past, it is not uncommon to see neighbors helping with harvesting crops and with health issues such as providing food or home remedies for community members. This interdependence develops a system of social capital that is similar among US and Latin American communities.

PRÁCTICA

Discusión en español sobre el diálogo

1. What is the major complaint of the patient?
2. What is the patient's living situation?
3. What does the physical therapist do to measure the patient's strength?

B. Traducción del tema cultural

Choose a sentence or passage from the *Temas Culturales* to translate from English to Spanish. Note and discuss any vocabulary words or phrases that need review and discuss them with your group or class.

C. Entrevista

In pairs ask and answer the following questions. Then present.

1. ¿Cómo pasa un día típico?
2. ¿Con quién vive?
3. ¿Vive en una casa o en un apartamento?
4. ¿Qué pasatiempos disfruta?
5. ¿Puede cuidar de sus necesidades personales?
6. ¿Hacía sus propias compras?
7. ¿Hay alguna diferencia en su nivel de dolor si está acostado boca arriba, boca abajo, o de lado?
8. ¿Cuánto dura el dolor, y llega hasta la rodilla?
9. ¿El dolor es generalizado o se mueve específicamente de una parte a otra?
10. ¿Qué le impide hacer el dolor?

D. Improvisación

Role-play the following scenarios in Spanish:

1. Student A: You are a patient. Describe your favorite pastimes to your healthcare provider and how you think this is beneficial to your health.
   Student B: Explain some of the benefits of physical activity to your patient. Then suggest other exercise activities that could help.

2. Student A: Explain to your physical therapist why you have trouble walking or standing for over ten minutes and ask them if they know why this might occur.

Student B: Describe to your patient some possible causes of problems with walking or standing and what he or she can do to help alleviate the problem.

E. Exploración

Focus: Rural life

1. Preparación: Locate an article or short video on a topic relating to rural culture in the US, Latin America, or the Caribbean and prepare a summary and presentation. Investigate your topic from the perspective of a medical discipline of interest to you.

2. Investigación: On a web-based forum or discussion board for talking points, post your article weblink on the online forum for quick access during your presentation or summary.

3. Implementación: Present a few statements to summarize the article at a designated time during a seated or online meeting.

4. Resumen y conclusión: Conduct a brief class or group discussion of the topic based on a leading question.

FUENTES ADICIONALES

Ippolito, Matthew, et al. ``Expectations of Health Care Quality among Rural Maya Villagers in Sololá Department, Guatemala: A Qualitative Analysis." *International Journal for Equity in Health*, BioMed Central, 14 Mar. 2017, https://equityhealthj.biomedcentral.com/articles/10.1186/s12939-017-0547-5.

Miller, Charlotte E., and Ramachandran S. Vasan. "The Southern Rural Health and Mortality Penalty: A Review of Regional Health Inequities in the United States." *Social Science & Medicine*, Pergamon, 23 Oct. 2020, https://www.sciencedirect.com/science/article/pii/S0277953620306626?casa_token=2Xy17bgh3KkAAAAA%3A7kgQ2XCmmhMs7XFCMfy1DxhRHBfamOGy6VtMcnqdPvjDtO6cyBF-cjIiGmQX67gOqaF2ykvq.

Zimmermann, Kim Ann. "Mexican Culture: Customs & Traditions." *LiveScience*, Purch, 20 July 2017, https://www.livescience.com/38647-mexican-culture.html.

Chapter 8

Diagnosis and Treatment / Diagnosis y tratamiento—El antibiótico tratará la infección. Se sentirá mucho mejor mañana.

OBJECTIVES

Communication

Describing results of prior analysis
Diagnosing an illness
Giving instructions for taking medications
Describing reasons for and results of medications
Instructing patients about checking out and requesting prescriptions

Culture

Biodiversity in Latin America and the Caribbean

Structures

Formal commands
Present indicative tense
Past progressive tense

DIÁLOGO 8—Diagnosis and Treatment / Diagnóstico y tratamiento—El antibiótico tratará la infección. Se sentirá mucho mejor mañana.

1

La introducción e historia de la enfermedad presente se han completado. El médico sale por un rato y vuelve a entrar a la habitación del paciente. / The introduction and history of the presenting illness has been completed. The doctor steps out for a bit and comes back to renter the patient's room.

Doctora: Señora López. Disculpe la espera. Estábamos esperando los resultados del análisis de orina.

Paciente: Bien. Comprendo.

La doctora regresa. / The doctor returns.

Doctora: El análisis de orina indica que usted tiene una infección del tracto urinario. Voy a recetar un antibiótico. El antibiótico tratará la infección. Se sentirá mucho mejor mañana.

Paciente: Me parece muy bien.

Doctora: Tome todos los antibióticos. Beba mucha agua con los antibióticos. Por favor, lleve esta receta a la recepcionista y ella llamará a la farmacia. ¿Tiene algunas preguntas?

Paciente: No.

Doctora: Por favor, llame a la clínica si tiene preguntas. Además, puede preguntar al farmacéutico sobre el medicamento. Mucho gusto, Señora López.

Paciente: Mucho gusto, doctora.

2

Problemas respiratorios

Doctora: Oigo unos sonidos que podrían indicar la neumonía, pero es importante verificar y determinar la causa de la neumonía.

Paciente: ¿Neumonía? ¿Tengo neumonía?

Doctora: Me gustaría tomar una radiografía del tórax, una muestra de sangre y hacer algunas otras pruebas. ¿Cree que sería posible generar una muestra de esputo?

Paciente: ¿Quiere que tosa una sustancia?

Doctora: Si es posible, sí. Sería útil para determinar la causa de la neumonía
y para ayudarnos a elegir el mejor tratamiento para su tipo específico de
neumonía.

Paciente: Está bien. Tiene sentido.

Doctora: Muy bien. Por favor espere aquí mientras doy la orden para las
pruebas y el enfermero/la enfermera tomará su muestra de sangre.
Regresaré en aproximadamente 15 minutos.

Paciente: Está bien.

Fin de escenario

VOCABULARIO

Verbos

comprender   *to comprehend/to understand*
dar   *to give*
determinar   *to determine*
disculpar   *to forgive/to pardon*
esperar   *to wait/to hope*
indicar   *to indicate*
llamar   *to call*
llamarse   *to call oneself*
parecer   *to seem*
preguntar   *to ask*
recetar   *to prescribe*
regresar   *to return*
toser   *to cough*
verificar   *to verify*

Revisión de sistemas

¿Ha tenido cambios de peso?   *Have you had weight changes?*
¿Ha notado cambios en los patrones de dormir?   *Have you noted changes in your sleeping patterns?*
¿Ha tenido problemas de/con…?   *Have you had problems of/with…?*
¿Ha tenido problemas de la piel?   *Have you had skin problems?*
¿Ha tenido picazón?   *Have you had itching?*
¿Ha tenido problemas con la vista?   *Have you had problems with your eyesight?*
¿Ha tenido cambios en la visión?   *Have you had changes in your vision?*
¿Ha tenido dificultad para oír?   *Have you had difficulty hearing?*
¿Ha tenido dolor o presión en los senos?   *Have you had sinus pain or pressure?*
¿Ha tenido congestión nasal?   *Have you had nasal congestion?*
¿Ha tenido falta de aire?   *Have you had shortness of breath?*
¿Ha tenido catarros frecuentes?   *Have you had frequent colds?*

¿Ha producido esputo o flema al toser?   *Have you produced sputum or phlegm when coughing?*

¿Ha producido esputo con sangre?   *Have you produced bloody sputum?*

¿Cuál es su presión arterial normalmente?   *What is your blood pressure normally?*

¿Ha habido algún cambio reciente en sus medicamentos para la presión?   *Have there been any changes to your blood pressure medications recently?*

Cáncer y tumores

el cáncer   *the cancer*

el cáncer del hígado   *the liver cancer*

el cáncer del/de la [órgano]   *the cancer of the [organ]*

el tumor benigno   *the benign tumor*

el tumor maligno   *the malignant tumor*

¿En qué grado, nivel o etapa se encuentra el cáncer?   *At what grade, level, or stage is the cancer?*

¿Su cáncer es metastásico?   *Is your cancer metastatic?*

¿Qué síntomas tenía cuando le diagnosticaron con cáncer?   *What symptoms did you have when you were diagnosed with cancer?*

Enfermedades crónicas

el asma   *the asthma*

el enfisema   *the emphysema*

la artritis   *the arthritis*

la bronquitis crónica   *the chronic bronchitis*

la enfermedad pulmonar obstructiva crónica (EPOC)   *the chronic obstructive pulmonary disease (COPD)*

la gota   *the gout*

la osteoarthritis   *the osteoarthritis*

la artritis reumatoide   *the rheumatoid arthritis*

la osteoporosis   *the osteoporosis*

el colesterol alto   *the high cholesterol*

la arritmia   *the arrhythmia*

la enfermedad de las arterias coronarias   *the coronary artery disease* la falta de menstruación   *the missed period*

la hipertensión   *the hypertension*

la insuficiencia cardíaca congestiva   *the congestive heart failure*

la lesión en el pene   *the penile lesion*

la presión alta/la tensión alta   *the high blood pressure*

orinar muchas veces   *to urinate many times*

orinar mucho   to urinate a lot

¿Usted considera que su asma es leve, moderado, o severo?   *Do you consider your asthma mild, moderate, or severe?*

TEMAS CULTURALES

Biodiversity in Latin America and the Caribbean

Latin America and the Caribbean are among the largest powerhouses of biodiversity in the world. Costa Rica has maintained a high proportion of over 10% of its area in national parks and an additional 17% of its land set aside for wildlife refuges and protected zones. National parks such as Monteverde Cloud Forest, Pacuare Nature Reserve, and Tortuguero National Park are among the many areas where rainforest and wetlands environments offer food and shelter for animals such as the tapirs, coatimundis, sea turtles, and manatees.

In a recent environmental performance index, Latin America showed the second highest rate in the world in its biodiversity with a score of 76.5 percent. South America's Amazon rainforest accounts for over one half of the rainforests in the world and its area and river are the largest of its kind in the world. It produces 20% of the world's oxygen. A three-year scientific study of the Madidi National Park in Bolivia found 4,000 new species, only a small part of the estimated total species there, making it perhaps the most biodiverse park on the planet. Innumerable medicinal plant species are yet to be discovered in the Americas. Brazil, Columbia, and Mexico are among the top five countries in number of species of bird, amphibian, fish, and plant life. Many species are still undiscovered. Ecuador, in which 95% of marine and terrestrial life has remained unstudied, has made efforts to study and protect these species. National parks and reserves have helped to ensure protection and safety for wildlife in an ongoing effort to preserve natural habitats. Ongoing research focuses on preservation and sustainability of the natural and national parks.

The loss of ecologically biodiverse zones such as the mangroves of Guatemala, Honduras, Brazil, Mexico, and Cuba and the rainforests of Brazil result in an increase in the number of endangered species of animals and plants and also in increased incidences of infectious diseases such as Zika and Dengue fever. Over the decades NGOs and environmental groups fund projects to preserve life and habitats and to improve human and animal well-being.

PRÁCTICA

A. Discusión en español sobre el diálogo

1. What is the result of the analysis?
2. What instructions are given to the patient about medications?
3. How does the doctor instruct the patient about checking out?

B. Traducción

Choose a sentence or passage from the *Temas Culturales* to translate from English to Spanish. Note and discuss any vocabulary words or phrases that need review and discuss them with your group or class.

C. Entrevista

In pairs ask and answer the following questions. Then present.

1. ¿Ha tomado antibióticos recientemente?
2. ¿Cuáles son los resultados de los análisis?
3. ¿Necesito tomar algún antibiótico?
4. ¿Cuántas veces al día debo tomar la medicina?
5. ¿Le llevo la receta a la recepcionista?
6. ¿Hay una farmacia cerca de aquí?
7. ¿Hay algún efecto secundario de este medicamento?
8. ¿El farmacéutico me puede contestar las preguntas?
9. ¿Por cuántos días necesito tomar la medicina?
10. ¿Será suficiente tomar el antibiótico para curar la infección?

D. Improvisación

Role-play the following scenarios in Spanish:

1. Student A: Give instructions for taking antibiotics for a urinary tract infection.
   Student B: Ask questions about the effectiveness of the medication prescribed for an infection.
2. Student A: You are a patient who usually consults with a curandero for herbal treatment of infections. You are not sure if the treatment is

working, and you ask your healthcare provider if they would approve
of trying this particular cure.

Student B: Describe to your patient how a particular herb or medicinal
plant has been used in traditional as well as popular medicine and if
the effects of the herbal tincture or tea have helped patients you have
seen in the past.

E. Exploración

Focus: Biodiversity in Latin America and the Caribbean

1. Preparación: Locate an article or short video on a topic relating to biodiversity in Latin America and the Caribbean and prepare a summary
and presentation. Investigate your topic from the perspective of a
medical discipline of interest to you.

2. Investigación: On a web-based forum or discussion board for talking
points, post your article weblink on the online forum for quick access
during your presentation or summary.

3. Implementación: Present a few statements to summarize the article at
a designated time during a seated or online meeting.

4. Resumen y conclusión: Conduct a brief class or group discussion of
the topic based on a leading question.

FUENTES ADICIONALES

Association for Tropical Biology and Conservation. "Webinar: The Future of Biodiversity in Latin America & the Caribbean." *Tropicalbiology.org*, 2020, https://tropicalbiology.org/blog/2020/11/06/webinar-the-future -of-biodiversity-in-latin-america-the-caribbean/.

Carey-Webb, Jessica Carey-Webb. "Latin America's Biodiversity Is Critical for Global Goals." *NRDC*, 22 May 2020, https://www.nrdc.org/experts /jessica-carey-webb/lets-protect-latin-americas-biodiversity.

Sanouni, Yusra. "5 Projects Protecting Biodiversity in Latin America's Forests." *INITIATIVE 20X20*, https://initiative20x20.org/news/5-projects -protecting-biodiversity-latin-america-forests#:~:text=Latin%20 America%20and%20the%20Caribbean,sustainable%20livelihoods%20 for%20local%20people.

Wilson, E.O. "The Conservation of Biodiversity in Latin America a Perspective." *Biodiversity.*, U.S. National Library of Medicine, 1 Jan. 1988, https://www.ncbi.nlm.nih.gov/books/NBK219274/.

Chapter 9

Plan of Care and Closing the Visit / Plan de cuidado y finalizando la visita—La buena noticia es que las características de su dolor a menudo tienen un pronóstico muy positivo y normalmente podemos tratar esta afección con educación y ejercicios.

OBJECTIVES

Communication

Instructing a patient about the possible use of a prosthetic
Giving instructions for therapeutic physical activity
Interpreting assessment results
Defining patient goals

Culture

El curanderismo / folk healing

Structures

Present indicative tense
Present perfect tense
Future tense

DIÁLOGO 9—Plan of Care and Closing the Visit / Plan de cuidado y cerrando la visita— La buena noticia es que las características de su dolor a menudo tienen un pronóstico muy positivo y normalmente podemos tratar esta afección con educación y ejercicios.

1

Entorno de cuidados intensivos: Establecimiento de objetivos y formulación del plan de cuidados / Intensive care unit: Establishing the objectives and formulating a treatment plan.

Fisioterapeuta: Buenas tardes, Sr. Calderón. ¿Cómo ha estado?

Paciente: Excelente, ¿y Ud.?

Fisioterapeuta: Muy bien. Hemos completado sus pruebas y evaluaciones que nos guiarán en cómo trabajaremos juntos para lograr sus objetivos.

Paciente: ¿Y qué nos dicen las pruebas?

Fisioterapeuta: Las pruebas demuestran que tiene debilidad en las piernas, baja tolerancia a la actividad, déficit de equilibrio y disminución de la movilidad. Su pierna derecha también debe estar preparada para usar una prótesis.

Paciente: ¿Y el prostético me ayudará a moverme con más facilidad?

Fisioterapeuta: Pensamos que sí. Nuestras metas para usted serán:

Transferirse de la cama a la silla de forma independiente y caminar con un andador rodante durante aproximadamente diez minutos.

2

Ámbito ambulatorio: Establecimiento de objetivos y formulación del plan de atención / Ambulatory area: Establishing objectives and forming a care plan.

Fisioterapeuta: Hemos completado todas las pruebas y medidas necesarias. Tiene dolor de espalda inespecífico. La buena noticia es que las características de su dolor a menudo tienen un pronóstico muy positivo y normalmente podemos tratar esta afección con educación y ejercicios.

Fisioterapeuta: Nuestros objetivos para usted serán reducir su dolor para que pueda:

- Caminar más de 2 cuadras
- Levantar más de 50 libras
- Sentarse por más de 2 horas
- Reposar por más de 4 horas
- Aumentar su fuerza para poder estar de pie y subir escaleras

Fin del escenario / End of Scene

VOCABULARIO

Verbos

aumentar   *to increase*
ayudar   *to help, assist*
caminar   *to walk*
completar   *to complete*
estar de pie   *to be standing*
haber   *there is, there are* (as auxil. verb to *have has*)
levantar   *to lift/get up/pickup*
mostrar   *to show*
mover   *to move (an object)*
moverse   *to move oneself*
mudar   *to move (to a different place of residence)*
pensar   *to think*
reducir   *to reduce*
reposar   *to rest*
sentarse   *to sit*
sentir   *to feel*
subir   *to go or climb up*
transferir   *to transfer*
tratar   *to try*

Respuestas del paciente

Me siento inflado/a   *I feel bloated.*
Me siento cansado/a   *I feel tired.*
Tengo mareos.   *I am dizzy.*
Estoy/Me siento mareado/a   *I am/feel dizzy.*
He estado con náuseas y vómito.   *I have been nauseous and vomiting.*
Ha estado orinando mucho.   *She/he has been urinating a lot.*
Estoy estreñido.   *I am constipated.*
Tengo constipación nasal.   *I have nasal congestion.*

Síntomas y otros términos

la anafilaxia   *the anaphylaxis*
la falta de aire   *the shortness of breath*
la farmacia   *the pharmacy*
la hinchazón de los labios   *the lip swelling*
la hinchazón de la piel   *the skin swelling*
la inflamación de la garganta   *the throat swelling*
la picazón   *the itching*
la receta/la prescripción   *the prescription*
recetar/prescribir   *to prescribe*
las ronchas   *the raised rash/ hives*
el sarpullido/la erupción   *the rash*
los silbidos al respirar/los silbidos   *the wheezing*
el/la farmacéutico/a   *the pharmacist*

Frases útiles

¿Qué medicamentos toma actualmente?   *What medications do you currently take?*
¿Qué medicamentos ha tomado para …?   *What medications have you taken for...?*
¿Qué medicamentos ha tomado para el dolor?   *What medications have you taken for the pain?*
¿Cuáles otros medicamentos toma?   *What other medications do you take?*
¿Algo más?   *Anything else?*
¿Toma algún medicamento de venta libre/sin receta?   *Do you take any over-the-counter medications?*
¿Cuáles medicinas o suplementos naturales o herbales toma?   *What natural or herbal supplements or medicines do you take?*
¿Toma alguna vitamina?   *Do you take any vitamins?*
¿Cuántas veces al día usa esta medicina?   *How many times a day do you use this medicine?*
¿Cuántas pastillas se toma cada vez?   *How many pills do you take each time?*
¿Para qué toma ese medicamento?   *For what purpose do you take that medication?*

¿Por qué toma ese medicamento?   *Why do you take that medication?*

¿Quién le recomendó ese medicamento?   *Who recommended that medication?*

¿Tiene alguna alergia a medicamentos?   *Do you have an allergy to medications?*

¿Es usted alérgico(a) a algún medicamento?   *Are you allergic to any medications?*

¿Qué reacción tiene a ___?   *What reaction do you have to ___?*

¿Qué le pasa cuando toma __?   *What happens to you when you take__?*

Voy a recetar un medicamento para…   *I am going to prescribe a medication for…*

El medicamento se llama …   *The medication is called…*

Ayuda a aliviar la inflamación y la fiebre.   *It helps to alleviate inflammation and fever.*

Instrucciones para tomar los medicamentos

Debe tomar [#] miligramos [#] veces al día.   *You should take [#] milligrams [#] times per day.*

Debe tomar [#] pastillas cada [#] horas.   *You should take [#] pills every [#] hours.*

Debe aplicar la crema a la parte afectada.   *You should apply the cream to the affected part.*

Debe tomar el medicamento solamente si lo necesita debido a…   *You should take the medication only if needed, due to...*

Debe tomar el medicamento solamente si lo necesita debido al dolor.   *You should take the medication only if needed due to pain.*

Debe tomar el medicamento solamente si lo necesita para el/la…   *You should take the medication only if needed for the…*

Debe tomar el medicamento, aunque los síntomas se hayan mejorado o resuelto.   *You should take the medication even if the symptoms have improved or resolved.*

Es importante que termine todos los días de tratamiento indicados.   *It is important that you finish all the days of treatment indicated.*

El antibiótico es para su infección.   *The antibiotic is for your infection.*

Usted debe tomar el antibiótico por [#] días.   *You should take the antibiotic for [#] days.*

Es probable que usted se sienta mejor después de solamente dos o tres días de tomar el antibiótico. *It is likely that you will feel better after only two or three days of taking the antibiotic.*

No debe dejar de tomar el antibiótico antes de terminar el tratamiento completo, aunque se sienta mejor. *You should not stop taking the antibiotic before finishing the full treatment, even if you feel better.*

TEMAS CULTURALES

El Curanderismo

El Curanderismo is a general term for a system of folk healing in Hispanic culture of Latin America, the US, and the Caribbean. It is holistic in nature. The *curandero* may use methods that involve therapies may include but are not limited to massage, prayers, and herbal cures. Often home remedies for illnesses are tried before consulting with a *curandero* or a physician. *Curanderos* as well as *señoras* (usually elder women who have been known to help treat specific illnesses) in the community are frequently called upon as a first or second source in the treatment of illnesses of a mental, physical, or spiritual nature. A *huesero* is a type of *curandero* that specializes in the setting and correction of bones in the body. Others, such as the *herbalista*, specialize in treatments using medicinal herbs. Although there are theories about the origins of illnesses that are prevalent among multiple ethnic groups, each geographic region has its own intrinsic set of values that incorporate unique regional characteristics.

It is important for healthcare providers, and medical anthropologists to be aware of the role of the *curandero* within an integrated and holistic framework for the treatment and care of patients. There are "culture bound syndromes" that are rooted in notions or beliefs about illnesses in Hispanic cultures. If an illness is perceived as being both physical and spiritual, it may be deemed important or necessary for the sick person to seek help from both a physician and a *curandero*. Some illnesses, including those that are brought on by trauma, stress, or a *brujo* (witch) may be perceived as being only curable by a *curandero*.

PRÁCTICA

A. Discusión en español sobre el diálogo

1. What do the evaluations of the therapist indicate?
2. What questions does the patient have about the use of a prosthetic?
3. What goals are outlined for the patient?

B. Traducción del tema cultural

Choose a sentence or passage from the *Temas Culturales* to translate from English to Spanish. Note and discuss any vocabulary words or phrases that need review and discuss them with your group or class.

C. Entrevista

In pairs ask and answer the following questions. Then present.

1. ¿Hemos completado las pruebas?
2. ¿Qué nos dicen las pruebas?
3. ¿La prótesis me ayudará a moverme con más facilidad?
4. ¿Cuáles son las metas de la terapia?
5. ¿Puede usar el andador rodante?
6. ¿Puede transferirse de la cama a la silla sin ayuda?
7. ¿Cuántas semanas vamos a hacer terapia?
8. ¿Los ejercicios me ayudarán con la movilidad?
9. ¿Por cuánto tiempo puede Ud. caminar con el andador rodante?
10. ¿Qué hay que hacer para lograr nuestros objetivos?

D. Improvisación

Role-play the following scenarios in Spanish:

1. Student A: Describe to your patient the results of a physical test that showed weakness in the leg muscles.

   Student B: Ask the doctor if he or she thinks that the course of treatment suggested will allow him/her to walk normally and if so, how long will that take.

2. Student A: Ask the patient to think of ways that he/she has found to

strengthen their leg muscles at home and if they would like to see more ways.

Student B: Explain to the doctor that your priorities are to be able to increase your mobility, change from a walker to a chair or bed and bed to a walker, and to increase the time you can spend walking.

E. Exploración

Focus: El curanderismo

1. Preparación: Locate an article or short video on a topic relating to *el curanderismo* or *curanderos* in the US, Latin America, or the Caribbean and prepare a summary and presentation. Investigate your topic from the perspective of a medical discipline of interest to you.

2. Investigación: On a web-based forum or discussion board for talking points, post your article weblink on the online forum for quick access during your presentation or summary.

3. Implementación: Present a few statements to summarize the article at a designated time during a seated or online meeting.

4. Resumen y conclusión: Conduct a brief class or group discussion of the topic based on a leading question.

FUENTES ADICIONALES

Maduro, R. "Curanderismo and Latino Views of Disease and Curing."
The Western Journal of Medicine, U.S. National Library of Medicine, Dec.
1983, https://www.ncbi.nlm.nih.gov/pmc/articles/PMC1011018/.

Torres, Nigel, Froeschle Hicks, Janetl. "Cultural Awareness: Understanding
Curanderismo—Article 39." *Vistas Online—by Drs. Garry R. Walz
and Jeanne C. Bleuer of Counseling Outfitters, LLC*, 2016, https://www.
counseling.org/docs/default-source/vistas
/article_396cfd25f16116603abcacff0000bee5e7.pdf?sfvrsn=f2eb452c_4.

Chapter 10

Preventive Care/Cuidado preventivo: Wellness and Nutrition / el bienestar y la nutrición—De hecho, es un desafío hacer cambios en su estilo de vida, pero valdrá la pena invertir el tiempo extra.

OBJECTIVES

Communication

Evaluating and describing patient progress
Explaining the importance of maintaining proper nutritional habits
Describing the effects of exercise on blood sugar levels
Identifying muscle groups

Culture

El parterismo

Structures

Present perfect tense
Preterite tense
Imperfect tense
Present progressive tense
Past subjunctive mood

DIÁLOGO 10—Preventive Care and Wellness: Physical activity/ Cuidado preventivo y bienestar: Actividad física—De hecho, es un desafío hacer cambios en su estilo de vida, pero valdrá la pena invertir el tiempo extra.

1

Centro de vida asistida / Assisted living center

Fisioterapeuta: Hola de nuevo, Sr. Rodríguez. ¿Cómo se siente hoy? He estado leyendo su expediente clínico y veo que ha hecho un buen progreso con sus niveles de glucosa en la sangre.

Trabajador agrícola: Hola. Me alegro de volver a verle. Oh, sí, me siento mucho mejor y con más energía, gracias.

Fisioterapeuta: Me alegra mucho escuchar eso. Como habíamos dicho la semana pasada, es extremadamente importante controlar cuidadosamente los niveles de glucosa en la sangre para evitar complicaciones.

Trabajador agrícola: Sí, recuerdo que hablamos de eso. He estado siguiendo los programas de educación sobre alimentación y nutrición. Los programas han sido muy útiles, aunque a veces difíciles.

Fisioterapeuta: Apuesto a que sí. De hecho, es un desafío hacer cambios en su estilo de vida, pero valdrá la pena invertir el tiempo extra.

Trabajador agrícola: Sí, con suerte.

2

Fisioterapeuta: También he visto en su expediente clínico que no tiene contraindicaciones para hacer ejercicio. Hoy vamos a hablar un poco más sobre cómo la actividad física puede ayudarle a controlar su diabetes. ¿Está listo para empezar?

Trabajador agrícola: Vale, hagámoslo.

Fisioterapeuta: Estar activo hace que su cuerpo sea más sensible a la insulina (la hormona que permite que las células de su cuerpo utilicen el azúcar en la sangre para obtener energía), lo que ayuda a controlar su diabetes. La actividad física también ayuda a controlar los niveles de azúcar en la sangre y reduce el riesgo de enfermedad cardíaca y daño a los nervios.

Trabajador agrícola: ¿De verdad? No sabía que la actividad física pudiera ayudar a prevenir el riesgo de enfermedad cardíaca.

Fisioterapeuta: Sí, la actividad física también puede ayudar a dormir mejor, mejorar la memoria, controlar la presión arterial y el colesterol.

Trabajador agrícola: Qué gusto me da escuchar eso. Bueno, ¿cómo puedo empezar entonces? ¿Qué tipo de actividad física debo hacer?

Fisioterapeuta: ¡Estas son buenas preguntas! En realidad, hay una variedad de formas de mantenerse físicamente activo, por ejemplo, caminando, corriendo, bailando, nadando, montando bicicleta y practicando deportes. Primero, es importante encontrar algo que le guste, porque si no le gusta, no se quedará con él. ¿Puede pensar en una actividad que le guste?

Trabajador agrícola: Me encanta caminar y bailar.

Fisioterapeuta: ¡Maravilloso! Otro punto importante para considerar es comenzar poco a poco. Debido a que no ha estado físicamente activo, es más seguro comenzar lentamente y avanzar hasta el nivel deseado.

Trabajador agrícola: Muy bien. Comprendo.

3

Fisioterapeuta: Las directrices más recientes para adultos de su edad (63 años) y con diabetes recomiendan tratar de hacer al menos 20 a 25 minutos de actividad todos los días.

Fisioterapeuta: Además, 2 o más días a la semana, es importante incluir actividades que trabajen todos los grupos musculares principales, como piernas, caderas, espalda, abdomen, pecho, hombros y brazos. Hablaremos más sobre estos ejercicios en los próximos días.

Trabajador agrícola: ¡Suena bien! ¿Qué pasa si me siento demasiado cansado para hacer de 20 a 25 minutos de actividad todos los días?

Fisioterapeuta: Está bien y podría suceder eventualmente. Si esto sucede, puede comenzar caminando durante 10 minutos después de una comida, por ejemplo, la cena, y aumentando gradualmente hasta 30 minutos la mayoría de los días. Mientras más actividad regular haga, más rápido se convertirá en un hábito.

Trabajador agrícola: Está bien. Lo entiendo.

Fisioterapeuta: Le daré algunas recomendaciones antes de comenzar. Continúe bebiendo agua mientras hace actividad física para prevenir la deshidratación. Asegúrese de controlar su nivel de azúcar en la sangre antes y después de caminar, especialmente si se inyecta insulina. Es probable que vea un número más bajo (de azúcar en sangre) después de la caminata, lo cual es normal. Si lo mantiene a lo largo del tiempo, verá resultados más obvios.

Fisioterapeuta: Cuando esté caminando, use calcetines de algodón y zapatos deportivos que le queden bien y que sean cómodos. Después de caminar o bailar, revise sus pies en busca de llagas, ampollas, irritación, cortes u otras lesiones. ¿Puede ver la planta de los pies o necesita usar un espejo?

Trabajador agrícola: Sí, puedo ver la planta de mis pies. Gracias por su ayuda e indicaciones.

Fisioterapeuta: ¡Por supuesto! Es un placer.

Fin de escenario

VOCABULARIO

Sustantivos

el descanso/el reposo   *the rest*
el ejercicio   *the exercise*
el movimiento   *the movement*

Orientación

abajo   *below (general)*
debajo de   *below (in reference to a noun)*
derecho/a   *right*
encima   *on top*
izquierdo/a   left
el lado derecho   *the right side*
la pierna izquierda   *the left leg*
Duele debajo de mis costillas.   *It hurts below my ribs.*
dentro de (sustantivo)/ adentro   *inside of (followed by a noun) / inside*
fuera   *outside*
detrás de   *behind*
delante de   *in front of*
más arriba   *higher up*
más abajo   *lower down*
aquí   *here*
Está por encima del/de la…   *It is above/on top of the…*
Está por debajo del/de la…   *It is below the*

Vocabulario adicional

el (la) anestesiólogo/a   *the anesthesiologist*
el (la) cardiólogo/a   *the cardiologist*
el centro de salud/la clínica de salud   *the health clinic*
el (la) doctor/a   *the doctor*
el (la)enfermero/a   *the nurse*
el/la especialista   *the specialist*

el/la estudiante de medicina   *the medical student*

el (la) ginecólogo/a   *the gynecologist*

el (la) médico/a   *the physician*

el médico asociado   *the physician assistant (m)*

la médica asociada   *the physician assistant (f)*

el (la) médico/a encargado/a   *the attending physician*

el (la) médico/a tratante   *the attending physician*

el (la) médico/a residente   *the resident physician*

el (la) médico/a supervisor/a   *the supervising physician*

el (la) oftalmólogo/a   *the ophthalmologist*

el/la ortopedista, el/la ortopeda   *the orthopedist*

el/la osteópata   *the osteopath*

el/la pediatra   *the pediatrician*

el/la residente   *the resident*

el/la terapeuta   *the therapist*

el (la) trabajador/a social   *the social worker*

el (la) urólogo/a   *the urologist*

la farmacia   *the pharmacy*

la sala de emergencias/urgencias   *the emergency department*

TEMAS CULTURALES

El parterismo

El parterismo, or midwifery, is an ancient and venerated worldwide practice. *Parteras*, also often known as the *comadronas*, are highly revered and trusted community members who support expectant mothers before, during, and after childbirth. They often give prenatal massages and instructions about self-care to mothers before delivery. *Parteras* figure prominently as lead characters in fictional and autobiographical literature of the US Southwest and Latin America. A famous example of the importance of the *partera* is the character, Nacha, in the novel, *Like Water for Chocolate*, by the Mexican novelist, Laura Esquivel.

Historically, *parteras* have been trained by a family member such as a mother or grandmother in the art of preparing young mothers and delivering babies. In recent years programs have emerged in Latin America, Asia, and other parts of the world to train *parteras* in their vital roles, especially in rural communities. Centros de Salud and community health organizations such as La Matriz Birth Services, Parteras Fronterizas, and Child Family Health International assist practitioners to become certified and to continue receiving education in *parterismo*.

PRÁCTICA

A. Discusión en español sobre el diálogo

1. What information does the physical therapist give about exercise and glucose levels?
2. How does the patient respond to the therapist's suggestions?
3. What exercise plan does the therapist suggest?

B. Traducción del tema cultural

Choose a sentence or passage from the *Temas Culturales* to translate from English to Spanish. Note and discuss any vocabulary words or phrases that need review and discuss them with your group or class.

C. Entrevista

In pairs ask and answer the following questions. Then present.

1. ¿Por qué es tan importante controlar el nivel de glucosa en la sangre?
2. ¿Cuáles son algunos objetivos del plan de educación sobre la nutrición?
3. ¿Qué función tiene la insulina en el cuerpo?
4. ¿Por qué es importante mantenerse físicamente activo/a?
5. ¿Cómo se puede empezar con un programa de actividad física?
6. ¿Por cuánto tiempo se debe mantener activo/a?
7. ¿Qué tal si me canso antes de que se acaben los 20 minutos?
8. ¿Hay planes alternativos para hacer la actividad física requerida?
9. ¿Por qué es importante continuar bebiendo agua durante la actividad física?
10. ¿Qué tipo de calcetines y zapatos se necesitan para hacer ejercicio?

D. Improvisación

Role-play the following scenarios in Spanish:

1. Student A: You are a 65-year-old patient. Ask the doctor what type of exercise you should do and for what duration of time and number of times a week to maintain muscle strength.

Student B: Explain to your patient the general parameters regarding physical activity for seniors. Also describe any precautions he or she may need to take according to their physical condition.

2. Student A: Tell your doctor about some hobbies you like to participate in and ask him/her which of those activities should be the most beneficial over longer periods of time.

Student B: Describe to your patient several physical activities that he/she could try and how each one of them affects their muscle strength, lung functioning, and blood sugar level.

E. Exploración

Focus: El parterismo

1. Preparación: Locate an article or short video on a topic relating to *el parterismo* in the US, Latin America, or the Caribbean and prepare a summary and presentation. Investigate your topic from the perspective of a medical discipline of interest to you.

2. Investigación: On a web-based forum or discussion board for talking points, post your article weblink on the online forum for quick access during your presentation or summary.

3. Implementación: Present a few statements to summarize the article at a designated time during a seated or online meeting.

4. Resumen y conclusión: Conduct a brief class or group discussion of the topic based on a leading question.

FUENTES ADICIONALES

Portela, Hugo. "El Parterismo Una Tradición Que No Se Acaba."
    Antropología Médica: Articulación De Saberes—El Parterismo, 2015,
    http://antropologiamedica.com/node/103.
World Health Organization. "Nursing and Midwifery in the History of
    World Health." *Nursing and Midwifery in the History of the World Health
    Organization*, 2017,

Chapter 11

Pediatrics / La pediatría—Por favor, no se preocupe. Un resfriado común a veces es inofensivo y los síntomas generalmente se resuelven por sí solos en dos semanas.

OBJECTIVES

Communication

Describing a common cold
Inquiring about testing of symptoms
Explaining healing practices and processes
Going over expectations of the length of the common cold

Culture

Attitudes toward wellness

Structures

Present perfect tense
Present subjunctive mood
Passive voice using se

DIÁLOGO 11—The Pediatric Visit / La visita pediátrica—Por favor, no se preocupe. Un resfriado común a veces es inofensivo y los síntomas generalmente se resuelven por sí solos en dos semanas.

1

Resfriado común / Common cold

Mario, un niño de nueve años, y su madre la Sra. García, acaban de llegar del campo de camote al consultorio de pediatría con fiebre, tos y secreción nasal. / Mario, a nine-year-old child, and his mother, Mrs. García, have just arrived from the sweet potato field to the pediatrician's office with fever, cough, and nasal secretion.

Médico del campo: Hola, Sra. García. Soy el Dr. Saldívar. ¿Cómo está hoy?

Madre del Paciente: Estoy bien, Dr. Saldívar, pero mi hijo, Mario, no se siente bien. Anoche tuvo una fiebre de 103,1 grados Fahrenheit.

Médico del campo: ¿Algún otro síntoma además de la fiebre?

Madre del Paciente: Sí, doctor. Tiene tos y secreción nasal. Estoy un poco preocupada porque es temporada de gripe.

Médico del campo: Por favor, no se preocupe. Estoy aquí para ayudarlos a usted y a su hijo en todo lo que pueda. Realizaremos un examen físico y también solicitaré un análisis de laboratorio para ver si hay una explicación para sus síntomas.

Madre del Paciente: Gracias, Dr. Saldívar.

2

El médico realiza un examen físico y prueba de laboratorio. / The doctor does a physical exam and laboratory tests.

Médico del campo: Entonces, hicimos un examen físico completo y pruebas de laboratorio, incluida la prueba de influenza y Covid-19. Todos los resultados fueron negativos, lo que significa que Mario tiene un resfriado común.

Madre del Paciente: ¡Oh, no! ¿Qué significa eso?

Médico del campo: Por favor, que no se preocupe. Un resfriado común a veces es inofensivo y los síntomas generalmente se resuelven por sí solos en dos semanas.

Madre del Paciente: Oh, está bien. ¿Existe alguna cura para el resfriado?

Médico del campo: No. El resfriado común es una combinación de diferentes virus transmitidos por gotitas respiratorias en el aire, por tocar superficies contaminadas o por contacto de piel a piel. Podemos recetar medicamentos de venta libre para bajar la fiebre. De lo contrario, el resfriado se resuelve por sí solo con reposo y muchos líquidos.

Madre del Paciente: Está bien, Dr. Saldívar. Eso suena bien. ¿Qué medicamento de venta libre me recomienda para la fiebre?

Médico del campo: Children's Tylenol. Dosis de 10 mg por kilogramo de peso cada 4-6 horas. Además, veo que le dijo a el enfermero/la enfermera que estaba usando remedios caseros para ayudar, lo cual está completamente bien.

Madre del Paciente: ¡Genial! Muchas gracias, doctor.

Médico del campo: ¡Que tenga un buen día! Espero que Mario mejore. Avíseme si algo cambia.

El paciente y la madre salen del consultorio del médico. / The patient and mother leave the doctor's office.

Fin del escenario / End of Scene

VOCABULARIO

Verbos

abandonar   *to abandon*
contraer   *o contract/catch (as a cold)*
durar   *to last (for a duration of time)*
facilitar   *to facilitate*
nombrar   *to name*
prevenir   *to prevent*
recetar/prescribir   *to prescribe*
resfriar   *to get (catch) a cold*
resolver   *to resolve*
sonar   *to sound*
soñar   *to dream*
transmitir   *to transmit*

Sustantivos

la dificultad   *the difficulty*
el examen físico   *the physical exam*
la fiebre   *the fever*
el fluido   *the fluid*
la fractura   *the fracture*
el goteo nasal   *the runny nose*
la gripe/influenza   *the flu/influenza*
la infección de las vías respiratorias superiores/altas   *the upper respiratory tract infection*
las manchas   *the spots*
las medidas   *the measurements*
la neumonía/la pulmonía   *the pneumonia*
la otitis   *the otitis*
la otitis externa   *the otitis externa*
la otitis media   *the otitis media*
la piel   *the skin*
el remedio   *the remedy*

el resfriado común/el catarro   *the common cold*
las ronchas   *the raised rash/hives*
el sarpullido   *the rash*
síntomas gripales   *the flu-like symptoms*
la sinusitis   *the sinusitis*
la superficie   *the surface*
la torcedura   *the sprain*
la tos   *the cough*
la cortadura/la laceración   *the cut/laceration*

Adjetivos

aerotransportado   *transmitted by air*
contagioso   *contagious*
contaminado   contaminated
(está) resfriado/resfriada   *he/she has a cold*

TEMAS CULTURALES

Attitudes toward Wellness

An integrative view of wellness encompasses the social, physical, emotional, and economic aspects of individuals and groups. Having the support of an extended family, or being a part of a socially interactive community, are essential foundations for establishing overall wellness. Healthy outcomes are often determined by what family members consider as normal and beneficial in their diet, patterns of social interaction, and religious holidays.

Building strong relationships between members of the community and healthcare providers positively affects mental, physical, and emotional health. A healthy relationship often depends on first impressions. Addressing a patient by their first name only may be perceived as disrespectful. Instead, a relationship of mutual respect can be better established by first referring to the patient as Señor or Señora and their surname. Greetings serve a double purpose of welcoming the patient and assuring them that a medical professional recognizes their identity.

During patient interviews, it is essential to determine if the patient is using alternative medicinal practices and/or socially supportive networking activities. Alternative medicinal practitioners such as the herbalist, the curandero, and the midwife (partera) may figure prominently in a person's vision of good health.

PRÁCTICA

A. Discusión en español sobre el diálogo

1. ¿Cuáles son algunos síntomas comunes de un resfriado?
2. ¿Cuáles medicamentos generalmente se toma para un resfriado? ¿ y para la tos?
3. Describe cómo se transmite un resfriado común.

B. Traducción del tema cultural

Choose a sentence or passage from the *Temas Culturales* to translate from English to Spanish. Note and discuss any vocabulary words or phrases that need review and discuss them with your group or class.

C. Entrevista

In pairs ask and answer the following questions. Then present.

1. ¿Por qué está preocupada la madre?
2. ¿Ud. ha estado resfriado (ha tenido gripe) este año?
3. ¿Se puede prevenir el resfriado generalmente?
4. ¿Cuáles medidas se toman para bajar una fiebre?
5. ¿Cuánto tiempo dura un resfriado generalmente?
6. ¿Es necesario tomar medicamentos para la gripe o se resuelve solo?
7. ¿En qué tipo de situación es fácil contraer gripe?
8. ¿Se tiene que hacer un examen físico cada vez que se resfría?
9. ¿Puede nombrar algunos síntomas que ha tenido con una gripe?
10. ¿Cuáles dificultades ha tenido Ud. con una gripe?

D. Improvisación

Role-play the following scenarios in Spanish:

1. Student A: You are a night shift worker entering into a doctor's office with symptoms of the flu. Describe your symptoms and the duration of symptoms.

   Student B: You are a medical resident. Give instructions to your patient who shows signs of having the flu or virus.

2. Student A: You come into the doctor's office with a child who is having difficulty breathing. Let the doctor know it is serious.

Student B: Refer your patient to urgent care and give instructions on how to get there (in the same building). Also, immediately alert personnel in urgent care of the situation.

E. Exploración

Focus: Attitudes toward wellness

1. Preparación: Locate an article or short video on a topic relating to attitudes toward wellness in the US, Latin America, or the Caribbean and prepare a summary and presentation. Investigate your topic from the perspective of a medical discipline of interest to you.

2. Investigación: On a web-based forum or discussion board for talking points, post your article weblink on the online forum for quick access during your presentation or summary.

3. Implementación: Present a few statements to summarize the article at a designated time during a seated or online meeting.

4. Resumen y conclusión: Conduct a brief class or group discussion of the topic based on a leading question.

FUENTES ADICIONALES

Alegría, et. al., Margarita. *Social Cohesion, Social Support and Health Among Latinos in the United States*, 2007, https://www.ncbi.nlm.nih.gov/pmc/articles/PMC3518460/pdf/nihms16400.pdf.

Fox, Molly, et al. "Acculturation and Health: The Moderating Role of Sociocultural Context." *AnthroSource*, John Wiley & Sons, Ltd, 14 Aug. 2017, https://anthrosource.onlinelibrary.wiley.com/doi/full/10.1111/aman.12867.

Martin-Herz, Suzanne P. "Developmental Screening with Recent Immigrant and Refugee Children." *EthnoMed*, 20 Mar. 2020, https://ethnomed.org/resource/developmental-screening-with-recent-immigrant-and-refugee-children/.

Pérez-Escamilla et. al., Rafael. "HEALTH CARE ACCESS AMONG HISPANIC IMMIGRANTS: ¿ALGUIEN ESTÁ ESCUCHANDO? [IS ANYBODY LISTENING?]." *NIH Public Access*, Scribd, 2010, https://es.scribd.com/document/486478678/https-www-ncbi-nlm-nih-gov-pmc-articles-PMC4423508-pdf-fneur-06-00089.

Chapter 12

Pregnancy and OB/GYN / Embarazo y obstetra/ginecólogo—¿Eso significa que tengo diabetes?

OBJECTIVES

Communication

Discussing test results during pregnancy
Diagnosing symptoms of diabetes
Giving general advice on pregnancy care
Advising a patient with postpartum blues

Culture

Differences Between Healthcare Systems in Latin America and the United States

Structures

Present indicative tense
Present perfect tense
Preterite indicative tense
Subjunctive mood
Past subjunctive mood

DIÁLOGO 12—Pregnancy and OB/GYN/ Embarazo y obstetra/ginecólogo—¿Eso significa que tengo diabetes?

1

La diabetes gestacional / gestational diabetes

La Sra. Gonzáles, una mujer de 29 años, viene a la oficina de OB/GYN para revisar su trabajo de laboratorio. Ella está quejándose de poliuria y fatiga. / Mrs. Gonzáles, a woman of 29 years, comes to the OB/GYN office to do her lab work. She is complaining of polyuria and fatigue.

Dr. Domínguez: Hola, Sra. Gonzáles. ¿Cómo está hoy?

Sra. González: Estoy bien, Dr. Domínguez.

Dr. Domínguez: Veo que está aquí para una cita de seguimiento para revisar su análisis de laboratorio.

Sra. González: Sí, doctor. Estoy un poco nerviosa por los resultados. Me he sentido más cansada de lo habitual y, además, he tenido que ir al baño con frecuencia.

Dr. Domínguez: Por favor, no se preocupe. Estoy aquí para ayudarla en todo lo que pueda; revisaremos su trabajo de laboratorio y partiremos de allí. También revisaré su análisis de laboratorio para ver si hay una explicación para los síntomas que está teniendo.

Sra. González: De acuerdo. Gracias

El médico revisa los informes de laboratorio .../ The doctor reviews the laboratory results...

Dr. Domínguez: Entonces, hicimos un análisis de sangre completo que incluye su recuento de células, electrolitos y niveles de glucosa. Su recuento de células y niveles de electrolitos son perfectos. No tiene anemia. Pero veo que su nivel de glucosa es un poco más alto de lo habitual.

Sra. González: ¡Oh, no! ¿Eso significa que tengo diabetes?

Dr. Domínguez: Por favor, que no se espante. Como dije, estoy aquí para ayudarla y lo superaremos juntos. Déjame explicar esto con un poco de detalle.

Sra. González: De acuerdo, doctor

Dr. Domínguez: No podemos diagnosticar la diabetes solo con esta prueba. Necesitamos hacer otra prueba llamada Prueba de tolerancia a la glucosa o PTG (GTT). Le extraerán sangre tres veces, una vez con el estómago vacío y dos veces después de beber una solución de glucosa. Esta prueba me ayudará a darle una respuesta definitiva. Lo programaré para esta prueba en dos días y nos volveremos a encontrar después de que obtenga los resultados.

Sra. González: De acuerdo, doctor. Eso suena bien. Le veré de regreso en unos días.

Dr. Domínguez: Nos vemos, Sra. Gonzales. Cuídese.

La paciente se hace el PTG y regresa a la oficina para obtener sus resultados.../ The patient does the GTT and returns to the office to obtain their results...

Dr. Domínguez: ¡Hola, Sra. Gonzales! ¿Cómo está hoy?

Sra. González: Estoy bien, gracias por preguntar. ¿Obtuvo mis resultados?

Dr. Domínguez: Sí, y tuve tiempo de revisarlos antes de entrar a la habitación. Entonces, la prueba concluyó que tiene diabetes. La fatiga y la necesidad de usar el baño con frecuencia se debieron a la diabetes. Este tipo de diabetes que se contrae durante el embarazo se llama diabetes gestacional. Hablaremos un poco sobre lo que debe hacer, pero ¿tiene alguna pregunta antes de eso?

Sra. González: ¿Voy a tener que tomar medicamentos por el resto de mi vida, doctor?

Dr. Domínguez: Empezaremos modificando su dieta y añadiendo ejercicio a su rutina diaria. Comenzaremos con medicamentos para la diabetes que tendrá que tomar todos los días. Para responder a su pregunta, los niveles de glucosa se normalizan casi el 90% de las veces, pero existe un 10% de probabilidad de que siga siendo una persona con diabetes. Sé que esta no es una situación ideal, pero los medicamentos pueden controlar sus niveles. Haré una cita con nuestra nutricionista, quien le asesorará en la modificación de su dieta.

Sra. González: Me siento un poco mejor ahora, sabiendo que tengo la oportunidad de volver a la normalidad después de dar a luz a mi bebé. Me tomaré esto muy en serio y trabajaré en mi dieta y ejercicio.

Dr. Domínguez: ¡Es muy bueno escuchar eso! Me alegra que mantenga una actitud positiva. Haré una cita de seguimiento para que podamos volver a controlar su nivel de glucosa. Con ejercicio, dieta y los medicamentos que le estoy dando, podemos tener esto bajo control. ¿Tiene alguna otra pregunta para mí hoy?

Sra. González: No, doctor. Le veré en nuestra próxima cita. ¡Gracias!

Dr. Domínguez: De nada. Si tiene otras preguntas o inquietudes, no dude en llamar a la oficina en cualquier momento entre las 9 de la mañana. y las 4 de la tarde. ¡Qué tenga un lindo día!

2

Depresión posparto / Postpartum depression

La Sra. Reynosa, una mujer de 31 años, llega a la oficina de OB/GYN con su doula sintiéndose deprimida, fatigada y llorando. / Mrs. Reynosa, a 31 year old woman, arrives to the OB/GYN office with her doula, feeling depressed, fatigued, and crying.

Doula: Hola, Sra. Reynosa. Hoy tiene su chequeo posparto, así que pensé que podríamos ir juntos. ¿Cómo está?

Sra. Reynosa: No tan bien. Siento que no estoy haciendo un excelente trabajo al cuidar de mi bebé. Siempre está llorando y no duerme bien por la noche. No sé qué estoy haciendo mal.

Doula: Lo está haciendo muy bien. Las primeras semanas son el momento más desafiante en la vida de una nueva madre. ¿Está durmiendo bien?

Sra. Reynosa: No. Se alimenta durante una hora y luego se despierta en 30 minutos. Estoy tan cansada ... *(lágrimas)*

Doula: *(Doula intenta consolar a mamá)* Sé que esto es difícil, pero un poco de aire fresco de vez en cuando podría ayudarle. Pidamos a su pareja que cuide al bebé durante unas horas mientras se reúne con su obstetra para su control posparto y se toma un pequeño descanso.

La doula y la paciente van a la oficina del obstetra (OB/GYN). Entran y esperan al obstetra. / The doula and the patient go to the obstetricians (OB/GYN) office. They enter and wait for the obstetrician.

Obstetra: ¡Hola, Sra. Reynosa! ¿Cómo ha estado? ¿Cómo está el bebé?

Sra. Reynosa: Está bien. Le estaba diciendo a mi doula, Rachel, que no ha estado durmiendo por la noche y que también está llorando mucho. Me preocupa que esté haciendo algo mal.

Obstetra: Veo que está un poco molesta en este momento. Quiero asegurarle lo qué se siente en este momento no es inusual, y muchas madres primerizas pasan por esto las primeras 1-2 semanas después del parto. Se llama "depresión posparto" y ocurre porque su cuerpo está cambiando más rápido de lo que puede adaptarse, y también tiene un alto nivel de hormonas en su cuerpo. Esto, combinado con la falta de sueño, puede hacer que se sienta un poco deprimida.

Sra. Reynosa: Sí, doctor. Siento que no estoy haciendo un excelente trabajo cuidando a mi bebé y estoy fracasando como madre. Estoy muy ansiosa y preocupada de que algo pueda salir mal. Yo también estoy exhausta. No sé qué hacer ... *(está muy tensa y preocupada)*

Obstetra: No se preocupe. Rachel me dice que está haciendo un trabajo fantástico con el bebé. Como mamá primeriza, es normal sentirse así. Me gustaría hablar con usted en una semana para ver cómo se siente, pero mientras tanto, si siente que necesita hablar con alguien, por favor llame a mi oficina y nos reuniremos.

Sra. Reynosa: Gracias, doctor, por sus palabras calmantes. Rachel me está ayudando mucho con el bebé y también como apoyo. No sé qué haría sin ella.

Obstetra: Me alegra que tenga una persona de apoyo. Es muy reconfortante y estoy seguro de que se sentirá mejor en poco tiempo.

Sra. Reynosa: Muchas gracias, doctor. Lo veré en una semana.

3

Embarazo sin complicaciones. / Pregnancy without complications.

La Sra. Aguilar, una mujer de 27 años, llega a la clínica de obstetricia y ginecología después de tener una prueba de embarazo casera positiva. / Mrs. Aguilar, a 27 year old woman, arrives at the obstetric and gynecology clinic after having a positive at-home pregnancy test.

Enfermera: Hola, Sra. Aguilar. ¿Cómo está hoy?

Sra. Aguilar: Estoy muy bien. Gracias. ¿Y usted?

Enfermera: Estoy bien. Gracias por preguntar. Veo que esta es su primera vez en nuestra clínica. Bienvenido a Wellness OBGYN. ¿Cómo podemos ayudarle hoy?

Sra. Aguilar: Mi período se retrasó, así que me hice una prueba de embarazo casera que dio positivo. Mi esposo y yo lo hemos intentado durante casi ocho meses y estoy muy emocionada. Quería asegurarme de que la prueba fuera precisa.

Enfermera: ¡Es una excelente noticia! Saquemos un poco de sangre para una prueba de confirmación y estaré de vuelta con los resultados en 15 a 20 minutos.

Sra. Aguilar: Está bien, eso suena bien.

La enfermera extrae sangre y sale a hacerse la prueba. Regresa después de 20 minutos. / The nurse draws blood and leaves to do the test. She returns after 20 minutes.

Enfermera: Su análisis de sangre fue positivo. ¡Felicidades! El médico debería estar aquí en unos minutos para hablar contigo sobre la atención prenatal. Felicidades de nuevo y cuídese.

Sra. Aguilar: ¡Muchas gracias! Se lo agradezco.

Enfermera: ¡Es un placer!

La enfermera sale de la habitación y el médico entra después de 10 minutos. / The nurse leaves the exam room and the doctor enters after 10 minutes.

Médico: Hola, Sra. Aguilar. Mi nombre es Dr. Pérez. Veo que las felicitaciones están en orden. ¿Cómo está?

Sra. Aguilar: ¡Muchas gracias! Estoy muy bien. Solo un poco cansada, pero es todo.

Médico: Es bueno escuchar eso. ¿Siente náuseas por las mañanas?

Sra. Aguilar: No, me siento bien excepto por la fatiga. ¡Espero que permanezca así!

Médico: Existe la posibilidad de que no experimente náuseas matutinas. ¡Esperemos lo mejor! Ahora que hemos confirmado que está embarazada, me gustaría hablar con usted sobre el cuidado prenatal. Me gustaría que tome vitaminas prenatales, una pastilla al día. Hoy haremos todos los análisis de sangre básicos y un análisis de orina. Los resultados deberían estar de vuelta en unos días. Alguien de la oficina la llamará para darle sus resultados. ¿Suena bien el plan?

Sra. Aguilar: Suena perfecto. Entonces, ¿cuánto tiempo debo continuar con las vitaminas prenatales?

Médico: Quiero que las tome durante todo el embarazo y seis meses después del parto. Ese es el protocolo habitual.

Sra. Aguilar: Puedo hacer eso. No debería ser un problema.

Médico: ¡Perfecto! Programaré su próxima cita en un mes. ¿Tiene alguna pregunta para mí?

Sra. Aguilar: No, doctor. Muchas gracias y lo veré en un mes.

Obstetra De nada. Manténgase segura y no dude en llamar a la oficina si tiene alguna pregunta o inquietud.

Sra. Aguilar: Lo haré. ¡Gracias!

Fin del escenario / End of Scene

VOCABULARIO

Sustantivos

el apoyo   *the support*
el/la bebé   *the baby*
la cita   *the appointment*
la cita de seguimiento   *the follow-up appointment*
la dieta   *the diet*
la/el doula   *the doula*
el ejercicio   *the exercise*
el embarazo   *the pregnancy*
el malparto/aborto espontáneo   *the miscarriage*
el examen de orina   *the urine exam*
la fatiga   *the fatigue*
la glucosa   *the glucose*
las hormonas   *the hormones*
el inodoro, la taza del baño   *the toilet, the toilet bowl*
el llanto   *the crying*
el medicamento   *the medication*
los meses   *the months*
las náuseas   *the nausea*
las náuseas matutinas   *the morning sickness*
el periodo/ciclo menstrual/regla   *the menstrual period*
las preguntas   *the questions*
la prueba   *the test*
la sangre   *the blood*
la semana   *the week*
la señal   *the sign/signal*
los síntomas   *the symptoms*
el trabajo de laboratorio   *the lab work*
las vitaminas   *the vitamins*

Verbos

apoyar   *to support*
comprobar   *to prove*
controlar   *to control*
dar (dé is formal command)   *to give*
dar a luz   *to give birth*
dormir   *to sleep*
indicar   *to indicate*
obtener   *to obtain*
reunir   *to meet*
ocurrir   *to occur*
preocupar   *to worry*
seguir   *to follow, continue*
tranquilizar   *to calm down*

Adjetivos

ansioso/a   anxious
embarazada/encinta   *pregnant*
positivo/a   positive
posparto   *postpartum*
prenatal   *prenatal*

Sistema reproductivo

el azúcar   *the sugar (slang for diabetes)*
el bocio   *the goiter*
el embarazo   *the pregnancy*
el hipertiroidismo   *the hyperthyroidism*
el hipotiroidismo   *the hypothyroidism*
el malparto/aborto espontáneo   *the miscarriage*
la cervicitis   *the cervicitis*
la diabetes   *the diabetes*
la diabetes tipo uno/dos   *the type one/two diabetes*
las enfermedades de transmisión sexual   *the sexually transmitted diseases*
la infección vaginal por hongos/hongo levaduriforme   *the yeast infection*

la vaginitis   *the vaginitis*
Creo que estoy embarazada.   *I think I'm pregnant.*

Sistema genitourinario

el área genital externa   *the external genital area*
el cérvix   *the cervix*
el pene   *the penis*
el útero/la matriz   *the uterus*
los testículos   *the testicles*
el escroto   *the scrotum*
la diabetes dependiente de insulina   *the insulin-dependent diabetes*
la vagina   *the vagina*
la vejiga   *the bladder*
la diabetes no dependiente de insulina   *the non-insulin-dependent diabetes*

Preguntas, condiciones, y frases

¿Cuán bien está controlada su diabetes?   *How well is your diabetes controlled?*
¿Cuán bien está controlada su nivel de azúcar?   *How well is your sugar level controlled?*
¿Qué nivel de azúcar tiene por la mañana?   *What is your blood sugar level in the morning?*
antes de comer   *before eating/meals*
por la noche   *at night*
la diarrea crónica   *the chronic diarrhea*
los dolores de cabeza crónicos   *the chronic headaches*
la epilepsia   *the epilepsy*
las migrañas   *the migraines*
el reflujo   *the reflux*
el trastorno de convulsiones   *the seizure disorder*

TEMAS CULTURALES

Differences Between Healthcare Systems of Latin America and the United States

Within Latin America there are several options for healthcare depending largely on whether one lives in a rural area or a city. Urban areas tend to have better quality facilities and many of the best hospitals are located in large cities. In rural areas, healthcare options range from not having any medical services in the area, in which case, a person would need to travel in order to access services. There are rural clinics throughout the remote areas of Latin America where a patient can receive some basic services such as checking vital signs, testing for diseases, wound care, or prescriptions. Mid-size and larger cities generally have public and private hospitals where patients can receive more specialized and long-term care.

Medical tourism between the US and Latin America is common for various reasons. The cost of healthcare in Latin America is much less, and often of better quality than some services in the US. A large number of US citizens regularly travel to destinations such as Mexico, Brazil, Venezuela, and Costa Rica for surgeries and specialized care and treatments for diseases such as cancer. Some private hospitals will not accept patients unless they can prove they have health insurance or sufficient funds to pay for their treatments. Prescription medications such as antibiotics are less regulated in Latin American countries and are thus more easily obtained.

PRÁCTICA

A. Discusión en español sobre el diálogo

1. ¿Qué es la depresión posparto?
2. Dé algunas sugerencias para una persona con depresión posparto.
3. Describa la condición de diabetes gestacional.

B. Traducción del tema cultural

Choose a sentence or passage from the *Temas Culturales* to translate from English to Spanish. Note and discuss any vocabulary words or phrases that need review and discuss them with your group or class.

C. Entrevista

In pairs ask and answer the following questions. Then present.

1. ¿Cuáles son las señales de anemia?
2. Describe los síntomas de la diabetes gestacional.
3. ¿Qué tipo de prueba puede indicar que alguien tiene diabetes?
4. ¿Por qué ocurre la depresión posparto? (físico, emocional)
5. ¿Se puede prevenir la depresión posparto?
6. ¿Qué le sugiere a una paciente con depresión posparto?
7. ¿Qué probabilidad tiene una paciente de seguir teniendo diabetes después de tomar sus medicamentos y dar a luz?
8. ¿Se puede controlar la diabetes con la dieta?
9. ¿Cómo se comprueba que alguien está embarazada?
10. ¿Cómo se puede apoyar a una madre que tiene depresión posparto?

D. Improvisación

Role-play the following scenarios in Spanish:

1. Student A: You are a patient. Ask a doctor or PA whether some symptoms you are having may indicate diabetes.
   Student B: Review and repeat the patient's symptoms and give your conclusion about whether or not the patient is displaying symptoms of diabetes.

2. Student A: You are not sure if you are pregnant and indicate to the doctor that you want to have a test done to see if you are.

Student B: Describe the pregnancy test to the patient and tell her how you will check to see and how long the process takes.

E. Exploración

Focus: Differences Between Healthcare Systems in Latin America and the United States

1. Preparación: Locate an article or short video on a topic relating to differences in healthcare systems in the US, Latin America, or the Caribbean and prepare a summary and presentation. Investigate your topic from the perspective of a medical discipline of interest to you.

2. Investigación: On a web-based forum or discussion board for talking points, post your article weblink on the online forum for quick access during your presentation or summary.

3. Implementación: Present a few statements to summarize the article at a designated time during a seated or online meeting.

4. Resumen y conclusión: Conduct a brief class or group discussion of the topic based on a leading question.

FUENTES ADICIONALES

Jacobs, Jantra. "An Overview of Latin American Healthcare Systems."
   Pacific Prime Latin America Blog, Pacific Prime Latin America Blog,
   12 June 2020, https://www.pacificprime.lat/blog/an-overview-of-latin
   -american-healthcare-systems/.

Kim, Seungyeon. "Universal Healthcare Systems and Fragmentation in
   Latin America." *Public Health in Latin America*, 2017, https://sites.google
   .com/macalester.edu/phla/key-concepts/universal-healthcare-systems
   -and-fragmentation-in-latin-america. *Research Encyclopedia of Global
   Public Health*, Oxford Research Encyclopedia of https://oxfordre.com
   /publichealth/view/10.1093/acrefore/9780190632366.001.0001/acrefore
   -9780190632366-e-60?print=pdf.

Chapter 13

Urgent Care / Atención de urgencias—
Hoy hace mucho sol y se le olvidó traer su sombrero.

OBJECTIVES

Communication

Assessing an emergency
Explaining a medication to a child
Determining the nature and intensity of pain
Calming and comforting the patient
Helping the patient and parent understand the procedures to be done

Culture

Medical Spanish Interpretation

Structures

Present progressive tense
Imperfect tense
Imperative mood
Future tense

DIÁLOGO 13—Urgent Care Visit / Visita de atención urgente—Hoy hace mucho sol y se le olvidó traer su sombrero.

1

La insolación / heatstroke(sunstroke)

Compañero del trabajador: Doctora, por favor ayúdenos. Mi amigo se desmayó y lo acabo de resucitar. Creo que está muy agotado por el calor. Se llama Fernando.

Médica del campo: ¿Fernando, me puede oír? No se preocupe. Vamos a tomar sus signos vitales.

Trabajador agrícola: Necesito agua.

Compañero del trabajador: Hoy hace mucho sol y se le olvidó traer su sombrero. De repente se cayó y no sabíamos qué le había pasado.

Médica del campo: Parece que está deshidratado. Vamos a darle más agua y aplicarle trapos frescos. Seguiremos cuidándolo por unas dos horas hasta que se recupere.

Trabajador agrícola: Gracias, doctora. Aprecio su ayuda.

2

Una caída / A fall

Maya, una niña de cuatro años, llega a la atención de urgencia pediátrica con su madre, la Sra. Preethi, por una caída. / Maya, a four-year-old girl, arrives to the pediatric urgent care with her mother, Mrs. Preethi, due to a fall.

Doctor: Hola, Sra. Preethi. Soy el Dr. Patrick. ¿Cómo está hoy? ¿Y quién es esta bella muchachita?

Madre del Paciente: Estoy bien, gracias. Esta es mi hija Maya. Se cayó del tobogán en el patio de recreo y se cortó con un trozo de vidrio que estaba en el suelo. No sé cómo me perdí eso. Estaba bastante afilado y le cortó el brazo.

Doctor: Oh, lo siento mucho. Hola Maya. Sé que estás sufriendo mucho en este momento, pero se mejorará, ¿de acuerdo? Te daré una medicina que es solo para niños pequeños especiales como tú, y esto te quitará el dolor.

¿Está bien?

Paciente: Sí. ¡Me duele mucho! *(Se oye llantos.)*

Doctor: ¡Oh no, cariño! Por favor, no llores. Todo mejorará en unos minutos más. ¿Por qué no cantamos juntos tu rima o canción favorita?

Paciente: Sí, me gustaría eso. Me encanta el pat-a-cake. ¿Podríamos cantar eso, por favor?

Doctor: ¡Sí, por supuesto! Está bien, señora Preethi. Siéntese junto a Maya y terminaremos en 10 minutos.

Madre del Paciente: Está bien, doctor.

3

El médico canta junto al paciente y comienza a suturar la herida después de administrar anestesia local. / The doctor sings along with the patient and begins to suture the wound after administrating local anethesia.

Doctor: Está bien, Maya. Hemos terminado ahora. Puedes abrir los ojos y mirar.

Paciente: Ya no me duele. ¡No siento nada!

Doctor: Eso es por la medicina que le di. Te voy a dar un poquito más para mejorar tu brazo y tienes que beberla una vez al día. ¿Harás eso por mí?

Paciente: Lo haré, Dr. Patrick. ¡Gracias!

Doctor: ¡De nada, Maya! Te volveré a ver en unas semanas. Y Sra. Preethi, trate de mantener la herida lo más seca posible, y la veré de regreso en 7 a 10 días. Alguien de la oficina la llamará para programar una cita.

Madre del Paciente: Muchas gracias, doctor.

Fín de scenario / End of Scene

VOCABULARIO

Sustantivos

anestesia   *anesthesia*
brazo   *arm*
cita   *appointment*
dolor   *pain*
herida   *wound*
médico   *medic, doctor*
niños   *children*
rima   *rhyme*
vidrio   *glass*

Verbos

cortar   *to cut*
doler   *to hurt/ feel pain*
sentar   *to sit*
toser   *to cough*

Adjetivos

seco/a   *dry*

Dificultades

la dificultad para/al…   *the difficulty in or while + [verb in infinitive]*
dificultad para oír   *hearing difficulty*
dificultad para ver   *difficulty seeing*
dificultad al tragar   *difficulty upon swallowing*
dificultad para respirar   *difficulty breathing*
dificultad para moverse   *difficulty moving*
dificultad para caminar   *difficulty walking*

Lesiones, inflamación y síntomas respiratorios/cardiovasculares

la lesión   *the lesion*
la lesión en la boca   *the mouth sore*
la inflamación   *the inflammation*
la inflamación de los nódulos linfáticos   *the inflamation of the lymph nodes*
la tos   *the cough*
la tos seca   *the dry cough*
la tos con flema   *the productive cough*
el esputo   *the sputum*
la sangre en el esputo   *the blood in the sputum*
la falta de aire   *the shortness of breath*
la taquicardia   *the tachycardia*
la presión en el pecho   *the chest pressure*
la presión alta   *the high blood pressure*

Descripciones del dolor

Es…   *It is…*
agudo   *sharp, acute*
ardiente   *burning*
constante   *constant*
intermitente   *intermittent*
lacerante   *excruciating*
pulsante   *pulsating, throbbing*
punzante   *stabbing*
sordo   *dull*

Duración e instancias

¿Por cuánto tiempo?   *For how long?*
¿Por cuánto tiempo ha tenido el dolor?   *For how long have you/she/he had the pain?*
¿Cómo es el dolor?   *What is the pain like?*
¿Es agudo o sordo?   *Is the pain sharp or dull?*
¿A qué hora del día le duele?   *At what time during the day does it hurt?*

¿Tiene dolor cuando…?   *Do you have pain when…?*

¿Tiene dolor cuando orina?   *Do you have pain when you urinate?*

¿Tiene dolor cuando camina?   *Do you have pain when you walk?*

¿Tiene dolor cuando defeca?   *Do you have pain when you defecate?*

¿Tiene dolor cuando está sentado?   *Do you have pain when you are sitting?*

¿Tiene dolor cuando está de pie?   *Do you have pain when you are standing?*

¿Empezó…?   *Did it begin…?*

¿Empezó lentamente o de repente?   *Did it begin slowly or suddenly?*

De repente   *suddenly*

Lentamente   *slowly*

Gradualmente   *gradually*

¿Le duele una vez a la semana, todos los días, cada hora, o siempre?

   Does it hurt once a week, every day, every hour, or always?

¿Con qué frecuencia le duele?   *With what frequency does it hurt?*

TEMAS CULTURALES

Medical Spanish Interpretation

Medical Spanish Interpretation has experienced exponential growth in recent decades in proportion with the growing Hispanic population in the United States and Canada. Interpreters now have access to a wide range of professional organizations that support their profession and practice. Various regional and national organizations such as the National Board of Certification for Medical Interpreters (NBCMI) and the Certification Commission for Health Care Interpreters (CCHI) have helped prepare and certify interpreters in Spanish and other major languages across the US and the world. The National Center for Interpretation, Testing, Research, and Policy (NCI) was founded in 1979 and is housed at the University of Arizona with the goal of providing language access for Limited-English persons.

National standards for professional interpretation demand high levels of accuracy, confidentiality, boundary maintenance, impartiality, and client advocacy among other requirements. One of the paramount specifications of in-person and online interpretation is communicative autonomy, defined as. "The capacity of each party in an encounter to be responsible for and in control of his or her own communication."—Bancroft, M.A. et al. (2015). *The Community Interpreter*®: *An International Textbook*. Cultural mediation, ideal spatial configurations of interpreters, healthcare providers and clients, and specific mental health situations are essential components of interpreter training programs.

PRÁCTICA

A. Discusión en español sobre el diálogo

1. Why is it important to frequently check play areas?
2. What was done to treat a deep cut?
3. What type of medication was necessary to administer before stitching up the wound? Why was that needed?

B. Traducción del tema cultural

Choose a sentence or passage from the *Temas Culturales* to translate from English to Spanish. Note and discuss any vocabulary words or phrases that need review and discuss them with your group or class.

C. Entrevista

In pairs ask and answer the following questions. Then present.

1. ¿Por qué se cortó la niña?
2. ¿Cómo se podía haber evitado el accidente?
3. ¿Qué se necesitaba para tratar la herida?
4. ¿Cómo distrajo a la niña mientras la suturaba?
5. ¿El médico describió algo sobre la medicina a la niña?
6. ¿Antes de administrar la medicina, la niña estaba inquieta?
7. ¿Cómo se sentía la madre?
8. ¿Qué instrucciones dio el médico a la madre?
9. ¿Habrá una cita de seguimiento?
10. ¿Qué instrucciones dio el médico sobre el medicamento?

D. Improvisación

Role-play the following scenarios in Spanish:

1. Student A: You are a mother arriving at a pediatrician's office. Your child has slipped and has fallen in the backyard playground. He is unable to walk and is crying. Tell the doctor what happened.
   Student B: You are a pediatrician, and you tell the mother what you are going to do to find out if there are any broken or fractured bones.

2. Student A: You are a child at the pediatrician's office. You ask the doctor to explain to you how you can get better from having a cold.
   Student B: You are a pediatrician, and you explain to a child what things to do to feel better and recover from a cold.

E. Exploración

Focus: Spanish Medical Interpretation

1. Preparación: Locate an article or short video on a topic relating to Spanish medical interpretation in the US, Latin America, or the Caribbean and prepare a summary and presentation. Investigate your topic from the perspective of a medical discipline of interest to you.
2. Investigación: On a web-based forum or discussion board for talking points, post your article weblink on the online forum for quick access during your presentation or summary.
3. Implementación: Present a few statements to summarize the article at a designated time during a seated or online meeting.
4. Resumen y conclusión: Conduct a brief class or group discussion of the topic based on a leading question.

FUENTES ADICIONALES

Fisher, Yana. "Top 3 Reasons to Choose a Medical Interpreter Job." *Medical Interpreter Certificate & Legal Interpreter Certificate Training*, 6 June 2019, https://interpretertrain.com/3-top-reasons-to-choose-a-medical-interpreter-job/#:~:text=Medical%20interpreters%20can%20break%20language,be%20an%20excellent%20career%20choice.

Ortega, Pilar, et al. "Teaching Medical Spanish to Improve Population Health: Evidence for Incorporating Language Education and Assessment in U.S. Medical Schools." *Health Equity*, Mary Ann Liebert, Inc., Publishers, 1 Nov. 2019, https://www.ncbi.nlm.nih.gov/pmc/articles/PMC6830530/.

Ortega, Pilar, et al. "Virtual Medical Spanish Education at the *Corazón* of Hispanic/Latinx Health during COVID-19." *Medical Science Educator*, Springer US, 19 Aug. 2020, https://www.ncbi.nlm.nih.gov/pmc/articles/PMC7438160/.

Tonkin, Emily, et al. "The Importance of Medical Interpreters." *American Journal of Psychiatry Residents' Journal*, 1 Aug. 2017, https://ajp.psychiatryonline.org/doi/10.1176/appi.ajp-rj.2017.120806.

Chapter 14

Geriatric Patients / Pacientes geriátricos—
Permítame hacerle algunas preguntas primero y luego intentaremos identificar el problema de sus caídas.

OBJECTIVES

Communication

Discovering reason for visit
Identifying physical problem areas
Identifying daily routines
Performing physical assessment

Culture

Latin Dance and other therapeutic arts

Structures

Present tense
Formal commands (imperative mood)
Present perfect indicative
Reflexive verbs

DIÁLOGO 14—Geriatric Patients/ Pacientes geriátricos—Permítame hacerle algunas preguntas primero y luego intentaremos identificar el problema de sus caídas.

1

Geriatría—Encuentro inicial: Recopilación de información/ Geriatrics— Initial encounter: Information gathering

Fisioterapeuta: Hola, soy Ana, su fisioterapeuta. ¿Puede confirmar su nombre y fecha de nacimiento?

Paciente: Hola. Mi nombre es Alexandra Wilson. 19 de julio de 1938 (el diecinueve de julio del mil novecientos treinta y ocho)

Fisioterapeuta: Gracias. ¿Cuál es el motivo de su visita aquí hoy?

Paciente: He tenido varias caídas en el último mes y la última caída fue hace unas semanas.

Fisioterapeuta: Lamento escuchar eso. Permítame hacerle algunas preguntas primero y luego intentaremos identificar el problema de sus caídas.

Fisioterapeuta: Hábleme de su situación de vida cotidiana. ¿Con quién vive? ¿Vive en una casa o en un apartamento?

Paciente: Vivo en una casa de un piso con mi esposo. Llevamos 58 años casados.

Fisioterapeuta: ¿Su esposo puede ayudarla en la casa?

Paciente: Sí. Él goza de buena salud.

Fisioterapeuta: Me alegra saberlo. ¿Tiene alguien más en su familia que esté dispuesto a ayudar?

Paciente: Si, tenemos dos hijas. Una vive en Oklahoma y la otra vive a unos treinta minutos de nosotros.

Fisioterapeuta: Es genial escuchar eso. Dígame, ¿cómo pasa un día típico?

Paciente: Me levanto temprano y preparo el desayuno para mí y para mi esposo. Luego, los lunes, miércoles y los viernes visito a los enfermos en el asilo local de ancianos. Leemos, contamos historias, hacemos artesanías juntos. Cuando llego a casa comemos el almuerzo que suele traer mi hija. Tomo una siesta después del almuerzo y luego caminamos juntos por el vecindario por un rato. Por la tarde, los nietos pueden venir a visitarnos, o si no, podemos ver la televisión un rato. Después de preparar la cena, comemos y vemos una película. Me doy una ducha y me preparo para acostarme alrededor de las 9 de la noche.

Fisioterapeuta: Tiene un día muy ocupado y lleno. ¿Necesita ayuda para cocinar, bañarse, o ir al baño?

Paciente: Disfruto de mi vida. Por eso me preocupan los episodios de caída. Solo necesito ayuda para meterme en la ducha. Mi esposo ha mandado a instalar barras de apoyo y yo las uso.

Fisioterapeuta: Esa es una herramienta útil. Esperamos comprender los episodios de caída después de esta visita. ¿Tiene alguna condición de salud que debemos tener en cuenta?

Paciente: Tengo artritis en la rodilla derecha, diabetes, presión alta, e infecciones ocasionales de los senos nasales.

Fisioterapeuta: ¿Qué medicamentos toma?

Paciente: Tomo ibuprofeno para el dolor de rodilla, metformina para controlar la diabetes, lisinopril para la presión arterial y un antihistamínico para las infecciones de los senos nasales.

Fisioterapeuta: ¿Han cambiado recientemente las dosis de los medicamentos?

Paciente: Sí, aumentaron la dosis de mi lisinopril hace unas semanas.

Fisioterapeuta: Dígame, ¿qué tan activa es Ud. a diario?

Paciente: Mi caminata diaria es lo que hago para la actividad.

Fisioterapeuta: ¿Ha habido otros cambios en su salud?

Paciente: No. Siento que me estoy debilitando.

Fisioterapeuta: Describa las veces que se ha caído.

Paciente: Me caí un par de veces al entrar en la ducha. Una vez me caí tratando de levantarme del baño. Me caí algunas veces cuando me levantaba de la cama por la mañana.

Fisioterapeuta: ¿Se lesionó en alguna de las caídas? ¿Se cayó en alguna dirección en particular?

Paciente: Me sentía adolorida por las caídas, pero sin heridas graves. Normalmente caigo hacia adelante y hacia abajo.

2

Ámbito ambulatorio (geriatría): Realización del examen inicial / Ambulatory environment (geriatrics): Doing the initial exam.

Fisioterapeuta: ¿Tengo su permiso para realizar un examen?

Paciente: Sí, lo tiene.

Fisioterapeuta: Gracias. Primero, verificaré la fuerza general y el movimiento de sus articulaciones y músculos.

Fisioterapeuta: Por favor, levante los brazos por encima de la cabeza. Estire los brazos. No deje que le baje los brazos.

Fisioterapeuta: Doble los codos. No me deje enderezarlos. Mantenga los codos rectos y no deje que los doble.

Fisioterapeuta: Apriéteme las manos.

Fisioterapeuta: Levante el muslo hasta el techo. Manténgalo ahí y no deje que se mueva.

Fisioterapeuta: Extienda las rodillas y no me deje doblarlas.

Fisioterapeuta: Doble las rodillas. No me deje enderezarlas.

Fisioterapeuta: Levante los pies y no deje que los baje.

Fisioterapeuta: ¿Cómo se siente?

Paciente: Me siento bien. Siento que mis músculos están débiles.

Fisioterapeuta: Eso es lo que estamos tratando de averiguar.

Fisioterapeuta: A continuación, probaré su equilibrio.

Fisioterapeuta: Por favor, levántese. Camine diez pies hasta la marca en el piso. Dé la vuelta y regrese a la silla. Siéntese. Camine a su ritmo normal y le mediré el tiempo.

Fisioterapeuta: A continuación, párese cerca del mostrador y levante una pierna. Mantenga el equilibrio sobre una pierna sin usar las manos todo el tiempo que pueda. Le mediré el tiempo.

Fisioterapeuta: Ahora, comprobaremos la fuerza de sus piernas. Siéntese en esta silla y cruce los brazos sobre el pecho. ¿Puede usted ponerse de pie?

Paciente: Sí.

Fisioterapeuta: Bien. Ahora levántese y siéntese de la silla con los brazos cruzados. Muévase lo más rápido que pueda porque contaré el número de veces que puede levantarse en 30 segundos.

Fisioterapeuta: ¿Cómo se siente?

Paciente: Bien. Pero eso fue difícil y mis piernas no se sienten fuertes. Noto que ya no puedo levantarme fácilmente del sofá.

Fisioterapeuta: Está bien. Cuando encontramos problemas, nos ayuda a saber cómo tratarlos.

Paciente: Eso es bueno.

Fisioterapeuta: ¿Se siente cansada después de su caminata diaria?

Paciente: Si, me he sentido un poco más cansada después, pero nada drástico.

Fisioterapeuta: Ya que a usted y su esposo les gusta caminar, pondré a prueba su tolerancia al caminar. En esta marca, comience a caminar. Cuando llegue a la otra marca, dé la vuelta y siga caminando. Camine entre las marcas durante dos minutos. Mediré su frecuencia cardíaca, presión arterial, y nivel de oxígeno antes y después de la prueba. El objetivo es caminar lo más lejos que pueda en dos minutos. Mediré esa distancia al finalizar la prueba.

Fisioterapeuta: ¿Entiende? ¿Está lista?

Paciente: Si. Entiendo y estoy lista.

3

Ámbito ambulatorio: Formulación del plan de atención / Ambulatory environment: Formulating a plan of care.

Fisioterapeuta: Miré la información de su historial y los resultados de su examen y pruebas. Hay varios factores que contribuyen a sus episodios de caídas. Todos ellos pueden manejarse con la instrucción de un Fisioterapeuta y en consulta con su médico.

Paciente: Eso es una buena noticia.

Fisioterapeuta: Debe asistir a fisioterapia dos veces por semana durante aproximadamente 6-8 semanas.

Fisioterapeuta: Los objetivos de nuestras sesiones incluirán:

- Aumentar la fuerza, o potencia, en sus piernas para permitirle levantarse fácilmente de todas las superficies, incluidos el sofá y el inodoro.
- Mejorar su equilibrio sobre una pierna para que pueda entrar a la ducha de manera segura y reducir el riesgo de lesiones.
- Mejorar su tolerancia a la actividad para alargar la distancia que camina al aire libre con su esposo.
- Aumentar su movilidad y equilibrio para reducir sus posibilidades de

caerse mientras se desplaza por la casa.

- Comprender la administración de medicamentos y la seguridad con posibles efectos secundarios.
- Mejorar su conocimiento de los ejercicios en casa para que pueda continuar mejorando entre sesiones de fisioterapia.

Fin del escenario / End of Scene

VOCABULARIO

Verbos

acostar   *to lie down*

alegrar   *to be/make happy*

almorzar   *to have lunch*

apretar   *to squeeze/tighten*

asistir   *to attend/assist*

averiguar   to *verify/find out*

bajar   *to lower*

bañar   *to bathe*

cenar   *to have dinner*

confirmar   *to confirm*

conocer   *to be familiar with (a person or place)*

contar   *to tell, count*

cruzar   *to cross*

dar la vuelta   *to turn around*

deber + (verbo)   *should (before another verb)*

dejar   *to leave (something or someone)*

dejar de   *to stop doing (before another verb)*

desayunar   *to have breakfast*

doblar   *to bend, turn*

duchar   *to take a shower*

encontrar   *to find*

enderezar   *to straighten*

entender   *to understand*

entrar   *to enter*

escuchar   *to listen*

estirar   *to stretch*

finalizar   *to finalize*

gozar   *to enjoy*

incluir   *to include*

ir al baño   *to go to the bathroom/use the bathroom*

lamentar   *to lament/be sorry (that)*

lesionar   *to cut or wound*

llegar   *to arrive*
manejar   *to drive, manage*
mantener   *to maintain*
mirar   *to look at, watch*
notar   *to note, observe*
parar   *to stand*
pasar   *to pass, enter, spend time*
medir   *to measure*
permitir   *to permit*
poner a prueba   *to test*
poner de pie   *to stand up*
preparar   *to prepare*
probar   *to try, test*
realizar   *to realize/achieve (a false cognate)*
saber   *to know (as factual information or how to + verb)*
seguir   *to follow*
tomar una siesta   *to take a nap*
tratar   *to try, treat*
ver   *to see*
visitar   *to visit*
vivir   *to live*
voltear   *to turn over*

Orientación

abajo   *below (general with estar)*
debajo de   *below (with estar in reference to a noun)*
derecho(a)   *right*
encima   *on top*
izquierdo(a)   *left*
el lado derecho   *the right side*
la pierna izquierda   *the left leg*
Me duele debajo de las costillas.   *It hurts below my ribs.*
dentro de / adentro   *inside of (followed by a noun) / inside*
fuera   *outside*
detrás de   *behind*
debajo de   *underneath*

delante de   *in front of*
más arriba   *higher up*
más abajo   *lower down*
aquí   *here*
por encima del/de la …   *above/on top of the…*
por debajo del/de la …   *below the…*
el movimiento   *the movement*
el ejercicio   *the exercise*
el descanso/el reposo   *the rest*

Pérdida de función y sensaciones

la pérdida   *the loss*
la pérdida de conocimiento   *the loss of consciousness*
la pérdida de memoria   *the memory loss*
la pérdida de sensación   *the loss of sensation*
el entumecimiento   *the numbness*
entumecido/a   *numb*
Tengo el brazo entumecido.   *I have a numb arm.*
la pérdida de función   *the loss of function*

La artritis, el cáncer, y la enfermedad pulmonar obstructiva crónica

la artritis   *the arthritis*
la artritis reumatoide   *the rheumatoid arthritis*
la bronquitis crónica   *the chronic bronchitis*
el cáncer   *the cancer*
el cáncer del/de la [órgano]   *the cancer of the [organ]*
el cáncer del hígado   *the liver cancer*
el enfisema   *the emphysema*
la gota   *the gout*
la osteoartritis   *the osteoarthritis*
la osteoporosis   *the osteoporosis*
el tumor benigno   *the benign tumor*
el tumor maligno   *the malignant tumor*

¿En qué grado, nivel o etapa se encuentra su cáncer?   *At what grade, level, or stage is your cancer?*

¿Su cáncer es metastásico?   *Is your cancer metastasic?*

¿Qué síntomas tenía cuando le diagnosticaron con cáncer?   *What symptoms did you have when you were diagnosed with cancer?*

la enfermedad pulmonar obstructiva crónica (EPOC)   *the chronic obstructive pulmonary disease (COPD)*

¿Usted considera que su asma es leve, moderado, o severo?   *Do you consider your asthma mild, moderate, or severe?*

TEMAS CULTURALES

Latin Dance and Therapeutic Arts

Popular dance forms in Latin America and the Caribbean include Salsa (Puerto Rico), Merengue and Bachata (Dominican Republic), Rumba (Cuba) Cumbia (Colombia), and Baile Norteña (Mexico), Cha-cha-cha (Cuba), Samba (Brazil). Dances are incorporated into traditional festivals and celebrations such as the *Carnaval do Brazil* street parades during Mardi Gras. Although *Carnaval* activities are prevalent in various countries throughout the world, countries with Atlantic coasts bordering the Caribbean demonstrate a more active tradition. *Comparzas* and *Samba* dance groups join in community competitions each year to prepare costumes, practice elaborate rhythms in percussion ensembles, and rehearse dances for carnaval parades and festivities.

In the US, Zumba, a mixture of Latin American dance moves and routines, has become a popular form of dance accompanying exercise classes and social events. Salsa music and dance, originating in Eastern Cuba (Santiago de Cuba, Guantanamo) came from the Cuban *Son* tradition of the 1920s and from Afro-Cuban musical elements of rhythm and instrumentation. Salsa and rumba music contributed to the big band era of jazz orchestras and early and modern Latin fusion in the US and Caribbean.

PRÁCTICA

A. Discusión en español sobre el diálogo

1. What is the chief complaint of the patient?
2. How does the therapist address the patient's problems?
3. What goals are outlined by the therapist?

B. Traducción del tema cultural
Choose a passage from the *Temas Culturales* to sight translate from English to Spanish. Write down and discuss any vocabulary words and phrases on which you need to focus and discuss with your group or with the class before translating.

C. Entrevista
In pairs ask and answer the following questions. Then present.

1. ¿Cómo se siente hoy?
2. ¿Puede confirmar su nombre y fecha de nacimiento?
3. ¿Puedo hacerle unas preguntas sobre su situación de vida?
4. ¿Vive Ud. solo/a o con alguien?
5. ¿Con quién vive?
6. ¿Hace Ud. algún tipo de ejercicio diario?
¿Se siente cansado/a después de hacer actividad física?
7. ¿Se ha caído recientemente?
8. ¿Se lesionó durante alguna caída?
9. ¿Se pudo levantar después de la caída?

D. Improvisación
Role-play the following scenarios in Spanish:

1. Student A: Give the patient a balance test. Then tell your patient how he or she is doing on the tests. Ask your patient what safety measures they have in place to prevent them from falling at home, both indoors and outdoors.
Student B: Describe to your physical therapist some safety measures that

have been put in place around your home to prevent you from falling or slipping. Ask if there are other things you could do to ensure your safety.

2. Student A: Tell the therapist that your family, including grandchildren will be visiting during the coming week. Ask how you can make your home safer for you and them.

Student B: Suggest ways that your patient can prepare for the visit of family members for an extended period of time.

E. Exploración
Focus: Latin dance and other therapeutic arts

1. Preparación: Locate an article or short video on a topic of interest about Latin dance and other therapeutic arts in Latin America, Spain, and the Caribbean. Prepare a summary and presentation of your findings. Investigate your topic from the perspective of a medical discipline of interest to you.

2. Investigación: On a web-based forum or discussion board for talking points, post your article weblink on the online forum for quick access during your presentation or summary.

3. Implementación: Present a few statements to summarize the article at a designated time during a seated or online meeting.

4. Resumen y conclusión: Conduct a brief class or group discussion of the topic based on a leading question.

FUENTES ADICIONALES

Juniorpetjua, J. *Top 50 Rio Carnival Floats*. 2018, https://www.youtube.com
    /watch?v=AsNoHinDidU.

Stimola, Maureen. "10 Irresistible Types of Spanish Music to Make You
    Dance." *FluentU Spanish*, 13 Feb. 2021, https://www.fluentu.com/blog
    /spanish/types-of-spanish-music/.

Travel, Report. "10 Carnavales Imperdibles En México—Youtube." *10
    Carnavales Imperdibles En México*, Travel Report, 2018, https://www
    .youtube.com/watch?v=a-cm795x7m8.

TVC, Carnaval. "Comparsas Ritmo y Armonía · Carnaval 2014—Youtube.
    com." *Comparsas Ritmo y Armonía · Carnaval*, YouTube, 2020, https:
    //www.youtube.com/watch?v=DaG9p1bfEiM.

Univision.com. "La Terapia Musical Ayuda a Mejorar La Salud ...—Youtube
    .com." *La Terapia Musical Ayuda a Mejorar La Salud*, Univisión, 2015,
    https://www.youtube.com/watch?v=X5woBXsZWx8.

Chapter 15

Specialized Examinations / Exámenes especializados—Es necesario hacer un análisis de orina.

OBJECTIVES

Communication

Evaluating specific body systems
Identifying symptoms
Requesting analysis

Culture

Food is Culture

Structures

Imperfect tense
Present perfect tense
Preterite tense

DIÁLOGO 15—Specialized Examinations / Exámenes especializados—Es necesario hacer un análisis de orina.

1

Oficina de una clínica / In a clinic office

Médico: Buenos días. Soy el Dr. Luís Acevedo. ¿Es usted la Sra. Gómez?

Paciente: Sí, soy la Sra. Gómez.

Médico: Mucho gusto. ¿Cuál es la razón de su visita?

Paciente: Tengo dolor y dificultad al orinar.

Médico: ¿Ha estado orinando con frecuencia?

Paciente: Sí, pero todavía me dan ganas de orinar inmediatamente después de orinar.

Médico: Bien. Siento que esté tan incómoda. ¿Ha tenido sangre en la orina?

Paciente: No, no me aparece sangre.

Médico: ¿Ha tenido dolor en la espalda baja?

Paciente: No, doctora.

Médico: ¿Ha tenido picazón o secreción en el área de los genitales?

Paciente: No, eso nunca me ha pasado.

Médico: La voy a examinar. Dígame si siente dolor.

Paciente: Muy bien.

Médico: ¿Le duele esto? ¿Y esto?

Paciente: No, eso no me duele.

Médico: Bueno. Es necesario hacer un análisis de orina. ¿Está bien?

Paciente: Sí, por supuesto.

2

(Cuatro días más tarde) Entra el médico al cuarto donde el paciente ha venido a recibir los resultados del análisis. / (Four days later) The doctor enters the room where the patient has come to recieve their analysis results.

Médico: Según los resultados del análisis de orina, Ud. tiene una infección del tracto urinario. Voy a recetarle un antibiótico, Bactrim, para la infección. Tome las pastillas de acuerdo con las instrucciones del frasco hasta completar el curso de los medicamentos. Beba un vaso lleno de agua al tomar el antibiótico y asegúrese de beber mucha agua durante todo el día también. Evite beber alcohol hasta que haya terminado de tomar el antibiótico. Si todavía tiene síntomas, llámenos para hacer otra cita.

Paciente: Por supuesto, doctor. Gracias por su ayuda.

Médico: Claro. Con mucho gusto.

Fin del escenario / End of Scene

VOCABULARIO

Verbos

decir   *to say, tell*
examinar   *to examine*
orinar   *to urinate*
toser   *to cough*

Frases útiles

¿Ha tenido...?   *Have you had...?*
¿Ha sentido...?   *Have you felt...?*

Dolor

dolor de... [parte del cuerpo]   *pain/ache of... [body part]*
dolor de cabeza   *headache*
dolor de cuello   *neck pain*
dolor de garganta   sore throat
dolor de oído   *earache*
dolor al... [verbo]   *pain upon... [unconjugated verb]*
dolor muscular   *muscular pain*
dolor al orinar   *pain upon urination*
ardor al orinar   *burning upon urination*
dolor al tragar   *pain upon swallowing*

Dificultad

dificultad para/al...   difficulty in/while... [plus infinitive]
use *para* to describe difficulty in performing general functions. *e.g.*, I have
   difficulty walking. / Tengo dificultad para caminar.
use *al* when having trouble *while* carrying out a specific function: *e.g.* I have
   difficulty while walking. / Tengo dificultad al caminar.
dificultad para caminar   *difficulty walking*
dificultad para moverse   *difficulty moving*

dificultad para oír   *difficulty hearing*
dificultad al tragar   *difficulty upon swallowing*
dificultad para respirar   *difficulty breathing*
dificultad para ver   *difficulty seeing*

Descargos, congestión, etc.

la secreción/la descarga   *the discharge*
la secreción del/de… [parte del cuerpo]   *the secretion from… [body part]*
la secreción del ojo   *the eye discharge*

Otros sustantivos

el pus   *the pus*
la congestión   *the congestion*
la congestión nasal   *the nasal congestion*
la incomodidad   *the discomfort*
la secreción de la nariz   *the nasal discharge*
la secreción del oído   *the ear discharge*
la secreción del pene   *the penile discharge*
la secreción vaginal   *the vaginal discharge*
la picazón   *the itchiness*
la sangre   *the blood*

Lesiones, inflamación y síntomas respiratorios/cardiovasculares

el esputo   *the sputum*
la falta de aire   *the shortness of breath*
la inflamación de los nódulos linfáticos   *the inflamation of the lymph nodes*
la inflamación   *the inflammation*
la lesión en la boca   *the mouth lesion*
la lesión   *the lesion/wound*
la presión alta   *the high blood pressure*
la presión en el pecho   *the chest pressure*
la sangre en el esputo   *the blood in the sputum*

la taquicardia   *the tachycardia*
la tos   *the cough*
la tos con flema   *the productive cough*
la tos seca   *the dry cough*

Síntomas gastrointestinales

defecar, hacer popó (informal register)   to defecate, to poop
el estreñimiento   *the constipation*
la caca/el popó/las heces   *the poop/poopoo/feces*
la diarrea   *the diarrhea*
la sangre en las heces   *the blood in the stool*
las heces   *the stool/feces*

Síntomas menstruales

la falta de menstruación   *the missed period*
la lesión en el pene   *the penile lesion*
la orina   *the urine*
orinar muchas veces   *to urinate many times*

Pérdida de función y sensaciones

el entumecimiento   *the numbness*
entumecido/a   *numb*
la pérdida   *the loss*
la pérdida de conocimiento   *the loss of consciousness*
la pérdida de función   *the loss of function*
la pérdida de memoria   *the memory loss*
la pérdida de sensación   *the loss of sensation*
Tengo el brazo entumecido.   *I have a numb arm.*
Tiene la pérdida de función en las piernas.   *You/he/she has a loss of
    function in their legs.*

Declaraciones y preguntas comunes

Voy a…   *I will/I am going to…*

Voy a recetar…   *I will prescribe…*

Voy a consultar…   *I am going to consult…*

Voy a pedir…   *I am going to order/ask…*

Voy a examinar…   *I am going to examine…*

¿Puede…?   *Can you…?*

¿Puede caminar?   *Can you walk?*

¿Puede escuchar?   *Can you hear?*

¿Puede escucharme?   *Can you hear me?*

¿Puede respirar profundamente, por favor?   *Can you breathe deeply, please?*

¿Puede hablar más despacio, por favor?   *Can you speak more slowly, please?*

¿Puede repetir eso, por favor?   *Can you repeat that, please?*

¿Puede hablar en frases más cortas, por favor?   *Can you please speak in shorter phrases?*

¿Cómo se dice…en Español?   *How do you say…in Spanish?*

Debe + [verbo]:   *You/he/she should + [verb (infinitive)]*

Debe dormir más.   *You/he/she should sleep more.*

Debe tomar estas pastillas tres veces al día.   *You/he/she should take these pill 3 times a day.*

TEMAS CULTURALES

Food is Culture

Food is an essential part of cultural identity throughout the world. It provides a fundamental underpinning of social interaction, physical health, and mental well-being. Latin American cuisine has achieved high levels of international renown. For example, in Mexican and Central American cuisine, some dietary staples include beans, rice, corn and flour tortillas. Popular dishes include *enchiladas, tamales, empanadas, sopes, pupusas, burritos, chimichangas, flautas,* and *arepas.* Water-based drinks include *aguas de fruta* and are prepared with *tamarindo, horchata, piña, remolacha, jamaica,* and *atole de fresa, vainilla,* or *chocolate,* the latter made with corn starch. Foods such as *maíz, aguacate, tomate, jitomate, cacao,* and *vainilla* are native to the Americas and the Caribbean. Latin American cuisine is celebrated daily in the US and abroad. In a Mexican *boda, Noche Buena,* and on the *Día de Muertos, mole* sauces are prepared with spices, sesame seeds, chocolate, and chicken broth.

Relationships between friends or community members may often start with an invitation to share coffee or a meal. *Comadres* and *compadres* often play an important role in preparing food for social gatherings. This is a part of a larger, overarching cultural practice based on the notion of hospitality and promoting friendships. To refuse an invitation for a meal or coffee, or to rudely express dislike for food offered, could be perceived as offensive to the host and should be handled delicately or avoided. Typically, it is possible to choose from among different types of foods whenever visiting or attending a social event. Tucson, Arizona was the recipient of the Gastronomical Capital of the World in 2019 and had earlier received distinction from the United Nations Educational, Scientific, and Cultural Organization (UNESCO) for being among the Creative Cities. It was the first US city to be named Capital of Gastronomy, with over 4,000 years of history underlying multicultural cuisine. Tucson's heritage encompasses Mexican, Native American, and European heritages. From the O'odham mountainside villages to the modern-day expansion of the city, land-use codes to make it easier to plant, harvest, and sell locally produced food items within the city.

PRÁCTICA

A. Discusión en español sobre el diálogo

1. What discomfort is the patient having?
2. How does the physician examine the patient?
3. How does the physician introduce testing?

B. Traducción del tema cultural

Choose a sentence or passage from the *Temas Culturales* to translate from English to Spanish. Note and discuss any vocabulary words or phrases that need review and discuss them with your group or class.

C. Entrevista

In pairs ask and answer the following questions. Then present.

1. ¿Cuál es la razón de su visita hoy?
2. ¿Ha estado orinando con frecuencia?
3. ¿Ha tenido dolor en la espalda baja?
4. ¿Ha tenido picazón o secreción en el área de los genitales?
5. ¿Tiene alto grado de sensibilidad al tacto?
6. ¿Se siente incómoda al orinar?
7. ¿Ha tenido sangre en la orina?
8. ¿Ha tenido dolor abdominal?
9. ¿Ha notado algún cambio en el color de la orina?
10. ¿Le arde cuando orina?

D. Improvisación

1. Student A: You have found blood and an unusual color in your urine. Explain to the doctor what you see that is unusual.
   Student B: Ask your patient if he or she has abdominal pain and how frequently it occurs.
2. Student A: You have been having pain and burning sensations while urinating and you are worried that you might have an infection but you are not sure what type of problem it may be. Ask your doctor to

explain what the possible cause of the problem may be.

Student B: Describe a possible cause of pain and/or burning sensations while urinating.

E. Exploración

Focus: Food is culture

1. Preparación: Locate an article or short video on a topic related to food as culture, or food and immunity in Latin American, or the Caribbean cuisine and prepare a summary and presentation. Investigate your topic from the perspective of a medical discipline of interest to you.

2. Investigación: On a web-based forum or discussion board for talking points, post your article weblink on the online forum for quick access during your presentation or summary.

3. Implementación: Present a few statements to summarize the article at a designated time during a seated or online meeting.

4. Resumen y conclusión: Conduct a brief class or group discussion of the topic based on a leading question.

FUENTES ADICIONALES

Castro, Mariana. "Cocina Tradicional Mexicana: 10 Años De Ser
    Patrimonio De La Humanidad." *Revista Travesías | Inspiración Para
    Viajeros*, 18 Sept. 2020, https://travesiasdigital.com/comida/cocina
    -tradicional-mexicana-patrimonio-de-la-humanidad.
Fernández, Elena. "Cómo Llegó La Gastronomía Mexicana a Ser
    Patrimonio De La Humanidad." *Forbes México*, 10 Dec. 2016, https:
    //www.forbes.com.mx/forbes-life/gastronomia-mexicana-patrimonio
    -de-la-humanidad/.
Morales, Rosi. "La Cultura De La Comida." *Rosi Morales*, 14 July 2009,
    https://moralesrosi.wordpress.com/investigacion/la-cultura-de-la
    -comida/.
Savalnet. Ciencia y Medicina. "Cómo Nuestro Microbioma Intestinal Se
    Comunica Con El Sistema Inmune." *SAVALnet*, https://www.savalnet.cl
    /cienciaymedicina/destacados/como-nuestro-microbioma-intestinal-se
    -comunica-con-el-sistema-inmune.html. *Fuente bibliográfica* doi:
    10.1186/s40168-021-01137-3

Appendix A
Basic Pronunciation

Vowels /vocales

a: short "ah" sound
  la enfermera, para, la cabeza
e: "eh" sound
  el médico, que, estoy
i: "ee" sound
  la infección, el día, la clínica
o: short "oh" sound
  el doctor, por el dolor
u: short "oo" sound
  usted, tú muy
    "**u**" is silent after "**q**". Ex: quien, quiero
    "**u**" is silent after "**g**" & before "**e**" or "**i**". Ex: ceguera, guía
    (pron. se-geh-ra, gee-a)

Consonants/consonantes

b: cross between "b" and "v" sounds
  la cabeza, el problema
c: typically a "k" sound, "s" sound before "**i**" or "**e**"
    "k" sound: la clínica, la infección, el corazón
    "s" sound: la infección, la ceguera
ch: "ch" sound
  el pecho, escuchar
d: between "d" and "th" sounds
  el día, la doctora

f: "f" sound

   por favor, las frases

g: hard "g" (after "**a**", "o", or "u"), guttural "h" (before "i" or "**e**")

   hard "g": la sangre, la garganta

   guttural "h": la alergia, la emergencia

h: silent* unless combined with "c" as in "ch"

   el hospital la hora

j: harsh/guttural "h" (can vary depending on country)

   mejor, la hija

k: "k" sound (not used a lot in Spanish)

   párkisonismo

l: "l" sound

   la, el dolor

ll: hard "y" sound

   las rodillas, las pastillas

m: "m" sound

   el médico, la familia

n: "n" sound

   la enfermera, tengo

ñ: "ny" sound as in canyon

   español, los años

p: soft "p" sound

   para, la píldora

q: "k" sound, is always combined with "**u**" as in "qu"

   que, el ataque

r: between a soft "**r**" and soft "**d**" sound

   enfermo (pron: en FED mo)

   cara (pron: KAH da)

   María (pron: mah DEE a)

r/rr: rolled "r" sound when when first letter of word (Ex. Rodríguez) or a

   double r

   las rodillas, la radiografía

   la diarrea, la arritmia

s: "s" sound

   sí, los pulmones

t: "t" sound

   tome, el paciente

v: cross between "**b**" and "**v**" sounds

tu<u>v</u>e, la <u>v</u>acuna (pron: TOO be, la ba KU nah)

w: "w" sound. Rarely used in Spanish, mainly appears in foreign words.

el <u>w</u>hiskey, el <u>w</u>ifi

x: "x" or "ks" sound. Occasionally, at the beginning of words sounds like "**s**" or "**z**". In older Spanish words, it can make a "**j**" or guttural "**h**" sound. (Also used to replace the "sh" sound in indigenous languages.)

"x" sound: e<u>x</u>amino, e<u>x</u>cesivo

"z" sound: <u>x</u>enofobia

"j" sound: Mé<u>x</u>ico, <u>X</u>imena

(indigenous "sh" pron: meh-shi-co)

y: "ee" sound when used as vowel. Harsh "y" as a constonant. (Considered a constonant when preceeding another vowel.)

vowel "y": ho<u>y</u>, <u>y</u>, mu<u>y</u>

constonant "y": <u>y</u>o, la a<u>y</u>uda

z: soft "s"

la nari<u>z</u>, el cora<u>z</u>ón

Appendix B

Numbers

uno *one*
dos *two*
tres *three*
cuatro *four*
cinco *five*
seis *six*
siete *seven*
ocho *eight*
nueve *nine*
diez *ten*
once *eleven*
doce *twelve*
trece *thirteen*
catorce *fourteen*
quince *fifteen*
dieciséis *sixteen*
diecisiete *seventeen*
dieciocho *eighteen*
diecinueve *nineteen*
veinte *twenty*
treinta *thirty*
cuarenta *fourty*
cincuenta *fifty*
sesenta *sixty*
setenta *seventy*
ochenta *eighty*
noventa *ninety*

cien   *one hundred*
doscientos   *two hundred*
trescientos   *three hundred*
cuatrocientos   *four hundred*
quinientos   *five hundred*
seiscientos   *six hundred*
setecientos   *seven hundred*
ochocientos   *eight hundred*
novecientos   *nine hundred*
mil   *one thousand*
dos mil   *two thousand*
tres mil...   *three thousand...*

Numbers 20 and above

For each group of ten, add the ones place #. The numbers can be written out as one word up to 30.

   e.g. 17 = **diecisiete**; 23 = **veintitrés**; 24 = **veinticuatro**; 29 = **veintinueve**

After 30 (31-91) you would write out the number in three words: **decade + y + ones place #**

   e.g. 31 = **treinta y uno**; 44 = **cuarenta y cuatro**; 63 = **sesenta y tres**; 92 = **noventa y dos**

Time

segundo(s)   *second(s)*
minuto(s)   *minute(s)*
hora(s)   *hour(s)*
día(s)   *day(s)*
semana(s)   *week(s)*
mes(es)   *month(s)*
año(s)   *year(s)*

Appendix C

Basic Anatomy

Términos generales

el cerebro   *the brain*
el cuerpo   *the body*
el ligamento   *the ligament*
el músculo   *the muscle*
el nervio   *the nerve*
el tejido   *the tissue*
el tendón   *the tendon*
la arteria   *the artery*
la articulación   *the joint*
la piel   *the skin*
la vena   *the vein*
los vasos sanguíneos   *the blood vessels*

La cara y la cabeza

el cachete/la mejilla   *the cheek*
el labio   *the lip*
el oído   *the inner ear*
la boca   *the mouth*
la cara   *the face*
la garganta   *the throat*
la lengua   *the tongue*
la oreja   *the outer ear*
las encías   *the gums*
la nariz   *the nose*

los dientes   *the teeth*

los ojos   *the eyes*

los senos nasales   *the nasal sinuses*

El cuello, el pecho, y el abdomen

el abdómen   *the abdomen*

el ano   *the anus*

el bazo   *the spleen*

el colon   *the colon*

el cuello   *the neck*

el diafragma   *the diaphragm*

el esófago   *the esophagus*

el estómago   *the stomach*

el hígado   *the liver*

el páncreas   *the pancreas*

el pulmón   *the lung*

el recto   *the rectum*

el riñón   *the kidney*

el seno/la mama/el pecho   *the breast*

el vientre   *the belly (bowels); can also mean "womb"*

la barriga/la panza   *the belly (coloquial)*

la espalda   *the back*

la espina dorsal/la columna vertebral   *the spine/spinal column*

la tráquea   *the trachea*

la vesícula biliar   *the gallbladder*

las costillas   *the ribs*

los intestinos   *the intestines*

los pulmones   *the lungs*

Sistema genitourinario

el área genital externa   *the external genital area*

el cervix   *the cervix*

el escroto   *the scrotum*

el pene   *the penis*

el útero/la matriz   *the uterus*
la vagina   *the vagina*
la vejiga   *the bladder*
los testículos   *the testicles*

Extremidades

la extremidad   *the extremity*
el hombro   *the shoulder*
el brazo   *the arm*
el codo   *the elbow*
el antebrazo   *the forearm*
la mano   *the hand*
el dedo   *the finger*
el pulgar   *the thumb*
la cadera   *the hip*
la pierna   *the leg*
la rodilla   *the knee*
el tobillo   *the ankle*
el pie   *the foot*
la planta del pie   *the sole of the foot*
el dedo del pie   *the toe*

www.ingramcontent.com/pod-product-compliance
Lightning Source LLC
Chambersburg PA
CBHW062011281125
36065CB00033B/1868